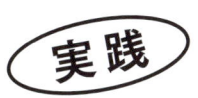

ヨーガ療法

ストレス社会に対応する
バランスのとれた心身をつくる

木村 慧心

読者の皆様へ

　本書では、ストレス関連の疾患に対応するヨーガ療法が解説されています。現代のめまぐるしく変化するストレス社会では、沢山の人々がそれらストレス関連の心身疾患に苦しんでいます。例えば、高血圧症や糖尿病や関節リウマチなどの心身相関疾患に苦しむ人々は勿論、うつ症状やパニック症状や不眠などの精神疾患に悩む人々も急増しています。こうしたストレス関連疾患に根本的に対処する為には、私たち自身がストレス対処能力を自分の努力で向上させることが大切です。

　歴史的にはインド・ヒマラヤで行じられてきた伝統的ヨーガには、厳しい生活環境に身を置くヨーガ行者たちが培ったストレス対処技法が沢山伝承されて来ています。そうしたヨーガ技法を一般の社会人にも実習できるようにアレンジし直したものが本書で取り上げているヨーガ療法なのです。誰でもが実習できるヨーガ療法技法が本書には紹介されていますから、心身の不調状態からの健康回復や病気予防に関心のある人々は是非お読み下さい。

　本書の最後にはヨーガ療法を実習したことで健康促進がはかられた実際の症例報告が載せられています。また、ヨーガ療法で指導される体位法（アーサナ）や呼吸法（プラーナーヤーマ）はアンチエイジング効果が期待されます。心身に適度な負荷をかけることで、アンチエイジング・ホルモンが体内から分泌されてくるからです。若さを保つその効果は、既に５千年にもわたってヒマラヤのヨーガ行者たちが実証してきています。

　本書を手に取られたあなたがヨーガ療法に関心を持たれたならば、一般社団法人日本ヨーガ療法学会事務局までご連絡ください。

　健やかで調和のとれた人生を送る為に、本書に記されているインド五千年の智慧があなたの人生の指針として役立てば、私たちヨーガ療法に関係する者としてこれ以上の喜びはありません。

　本書の内容を大いにお役立ていただきたいと思います。

木村慧心

目　次

読者の皆様へ　3

1部｜ヨーガ療法理論　7

- ヨーガの普及とストレス社会　8
- 心身症患者の性格特徴　10
- ラージャ・ヨーガの自己制御法　12
- 社会的自己制御法　16
- 肉体的・感覚的自己制御法　18
- 知的自己制御法　20
- 宗教的自己制御法　22
- 解放の境地（目的地を解説するヨーガの聖典）　26

2部｜ヨーガ療法実習　31

社会的自己制御不能に対するヨーガ療法実習　32

肉体的・感覚的自己制御不能に対するヨーガ療法実習　35

1　肉体次元のバイオフィードバック法　37

1　ブリージング・エクササイズ　37

- ハンズ・イン&アウト・ブリージング　38
- ハンズ・ストレッチ・ブリージング　39
- アンクル・ストレッチ・ブリージング　40
- タイガー・ブリージング　41
- シャシャンカ・アーサナ・ブリージング　42
- ストレイト・レッグ・レイジング・ブリージング　43
- セツバンダ・アーサナ・ブリージング　44
- ナーヴァ・アーサナ・ブリージング　45
- シャラブ・アーサナ・ブリージング　45
- ブジャング・アーサナ・ブリージング　46
- トリコナ・アーサナ・ブリージング　47
- ニー・ストレッチ・ブリージング　48
- パーダ・サムチャラナ・ブリージング　49

2　スークシュマ・ヴィヤヤーマ（簡易体操）　50

- トウ・ベンディング　50
- アンクル・ベンディング　51
- アンクル・クランク　52
- ニー・クランク　53
- ヒップ・ローテーション　54
- フル・バタフライ　55
- ハンド・クレンチング　56
- リスト・ジョイント・ローテーション　57
- エルボー・ベンディング　59
- ショルダー・ソケット・ローテーション　61
- ネック・ムーブメント　62

3　アーサナ　64

- アルダ・カティ・チャクラ・アーサナ　65
- アルダ・チャクラ・アーサナ　66
- トリコナ・アーサナ　67
- アパリブリッタ・トリコナ・アーサナ　68
  （ひねりを加えた三角形のポーズ）
- パシチマ・ターナ・アーサナ　69
- ヴァクラ・アーサナ　70
- セツバンダ・アーサナ　71
- ナーヴァ・アーサナ　72
- マツイ・アーサナ　72
- パヴァナムクタ・アーサナ　73
- ヴィパリータ・カラニ・ムドラー　74
- シャラヴ・アーサナ　75
- ブジャング・アーサナ　76
- ダヌル・アーサナ　77
- バッダ・コナ・アーサナ（合蹠のポーズ）　78
- ヨーガ・ムドラー　79
- ヴリクシャ・アーサナ（木のポーズ）　80
- スーリヤ・ナマスカーラ　81
- ダイナミック・スーリヤ・ナマスカーラ　84
- チャンドラ・ナマスカーラ（月礼拝のポーズ）　87

4　各種リラクゼーション法　94

- インスタント・リラクゼーション・テクニック（I.R.T.）　94
- クイック・リラクゼーション・テクニック（Q.R.T.）　95
- ディープ・リラクゼーション・テクニック（D.R.T.）　96
- 座位のリラックス姿勢（シティラ・ダンダ・アーサナ）　99
- 立位のリラックス姿勢（シティラ・ターダ・アーサナ）　99
- 伏臥位のリラックス姿勢（マカラ・アーサナ）　100
- 仰臥位のリラックス姿勢（シャーヴァ・アーサナ）　100
- 座位の瞑想姿勢（パドマ・アーサナ）　100

2　呼吸次元のバイオフィードバック法　101

（1）両鼻のアヌロマ・ヴィロマ呼吸法　102
（2）片鼻のアヌロマ・ヴィロマ呼吸法　103
（3）両鼻交互のアヌロマ・ヴィロマ呼吸法　103
（4）両鼻カパーラバティ　104
（5）ブラーマリー呼吸法　104

3　感覚次元のバイオフィードバック法　105

良馬の御者と駑馬の御者／感覚器官を制御する／知覚器官（ジュナーナ・インドゥリヤ）の制御法
運動器官（カルマ・インドゥリヤ）の制御法

知的・宗教的自己制御不能に対するヨーガ療法実習　110

バガヴァッド・ギーターの教示／ウパニシャッド聖典による教示／ヨーガ・スートラによる教示
八部門のヨーガ行法／ヨーガ療法の瞑想法

3部 | ヨーガ療法指導症例　117

社会的自己制御不能とヨーガ療法　118
- 1　身体表現障害へのヨーガ療法　118
- 2　無気力に対するヨーガ療法　120
- 3　摂食障害に対するヨーガ療法　121

肉体的・感覚的自己制御不能とヨーガ療法　123
- 1　不眠症に対するヨーガ療法　123
- 2　高血圧症、不安障害に対するヨーガ療法　124
- 3　ヨーガ療法実習による子宮内膜症克服　126
- 4　パーキンソン病に対するヨーガ療法　127
- 5　テクノストレス症候群様の症状に対するヨーガ療法　129

知的・宗教的自己制御不能とヨーガ療法　130
- 1　新生児死を経験した母親へのヨーガ療法　130
- 2　虐待によるトラウマに対するヨーガ療法　131
- 3　うつ病とアトピー性皮膚炎に対するヨーガ療法　133
- 4　パニック障害に対してのヨーガ療法　135

まとめ・あとがき　137 − 140

1部
ヨーガ療法理論

ヨーガの普及とストレス社会

ヨーガはインダス河流域で4500年前には修行されていたと考えられています。その証拠となる遺物がインダス文明の都市から発掘されています。

その印章の上部に刻印されているインダス文字は、未だ解読されていませんが、同じ文字が刻まれた粘土板は中東のメソポタミア地方からも出土しており、両古代文明が栄えた地域間で貿易が行われていたと考えられています。

現代社会においても同じですが、貿易は巨万の富を造り出す代わりに、巨万の損失も生じさせます。当時の、人の世の栄枯盛衰を間近に見ていた人々の中から、貧富・盛衰といった人生の二極の構造を超える世界を目指す人々が出てきても不思議ではありません。こうして一群の人々がヨーガ行者となっていったのだろうと考えられます。

インドにおいて最も古いヨーガ教典はウパニシャッド聖典と呼ばれる聖典群です。これらの聖典群は祈りの書である4つのヴェーダ聖典の最後尾(アンタ)に書き加えられていますので、ヴェーダ・アンタ／ヴェーダーンタとも呼ばれています。このヴェーダーンタと呼ばれるウパニシャッド聖典の中に最古のヨーガの考え方が書かれています。

私たちになじみが深く、仏教の開祖でもあったゴータマ仏陀は諸説がありますが、今から2500年前には誕生されていたとされています。

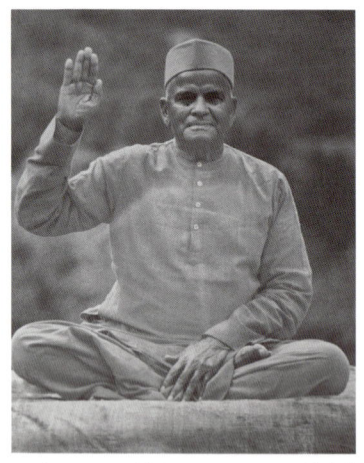

〈スワミ・ヨーゲシュワラナンダ大師〉

一方、このウパニシャッド聖典の中でも古ウパニシャッドと呼ばれている10種類程の聖典群は、その仏教開祖の時代よりも遙かに古い4000年も前から伝承されていると言われています。その中でも有名なカタ・ウパニシャッドの一節を紹介しましょう。

正しい判断力を御者とし、よく制御された意思を手綱とした者は、輪廻の旅の果てにある、万所に遍在する真我たるヴィシュヌ神の至高の境地に達するのだ。・・・神我(プルシャ)より優れるものはない。神我(プルシャ)が、彼の(サー／sa)究極なる(パラー／para)目的地(ガーティヒ／gatih)である。万生の内に秘れる神我は自らを顕さず、ただ、鋭く精妙なる理智(ブッディー／budhi)を有する観想者のみによって、見い出されるのだ

ヨーガの普及とストレス社会

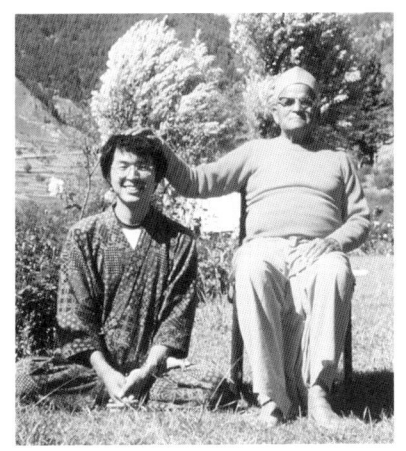
〈スワミ・ヨーゲシュワラナンダ大師と著者〉

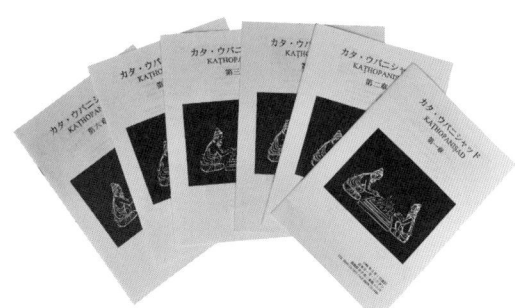
〈カタ・ウパニシャッド〉

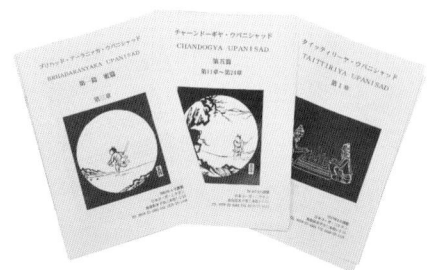
〈種々のウパニシャッド聖典〉

　私たち日本人になじみ深い般若心経の最後の部分にある"パラ・サー・ガーティ"なる語句がこのカタ・ウパニシャッドに見られること自体が、ヨーガが仏教も含めてインド精神文化の源流であることを物語っていると言えます。そして、"正しい判断力を御者とし、よく制御された意思を手綱とした者は、彼の（サー／sa）究極なる（パラー／para）目的地（ガーティヒ／gatih）である神我（プルシャ）に至る"と明記されています。

　これは現代的に言えば自己制御法ですが、現代のストレス社会においても、こうしたストレス・マネジメント法としてヨーガは役立ちましたので、ヨーガは世界中の先進諸国に広まって行ったのです。その証拠に、自己制御法としてのヨーガが流行る国々は、欧米や日本など先進工業諸国であり、遅れてストレス社会に突入したBRICs諸国等にもヨーガは流行ってきています。ヨーガ行者のふるさとインドでも西暦2000年頃から一般の人々の中で分かり易いヨーガの実習法であるアーサナ実習が流行るようになってきているのです。それまでは"ヨーガなど古くさいもの""ヨーガはヨーガ行者のもの"と言っていたインドの人々がヨーガのアーサナ（体操）やプラーナーヤーマ（呼吸法）を実習するようになったのも、社会が急速に発展してきたからです。社会にストレスが増えると蔓延してくる病気があります。それが"心身症"と呼ばれる内科疾患です。また、軽いうつ病などの精神疾患も増えてきます。次章にその概要を紹介しましょう。

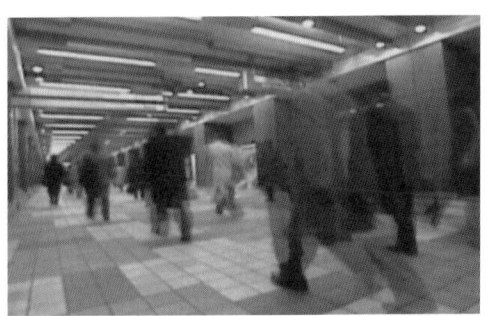
〈ストレスの多い現代社会〉

心身症患者の性格特徴

心身症と呼ばれている内科疾患は以下のように分類されています。

循環器系：本態性高血圧、冠動脈疾患（心筋梗塞、狭心症）など。
消化器系：消化器潰瘍（胃、十二指腸、腸）、過敏性腸症候群など。
呼吸器系：気管支喘息、過換気症候群など。
内分泌／代謝系：糖尿病、甲状腺機能亢進症など。
神経／筋肉系：片頭痛、痙性斜頸、チックなど。
皮膚科領域：アトピー性皮膚炎、円形脱毛症など。
整形外科領域：関節リウマチ、腰痛症、全身性筋痛症など。
泌尿器科領域：夜尿症、遺尿症、神経性頻尿、遊走腎など。
産婦人科領域：更年期障害、月経痛、月経異常など。
小児科領域：気管支喘息、過敏性腸症候群、神経性食欲不振症。
耳鼻咽喉科領域：メニエール病、アレルギー性鼻炎、吃音など。
歯科、口腔外科領域：顎関節症、三叉神経痛など。

こうした心身症に関して、その患者さん達に共通の3つの性格特徴があることが、1970年代にハーバード大学医学部のシフネウス（Sifneos.P.E.）博士によって明らかにされています。

その第一の特徴が**アレキシサイミア**（Alexithymia）と呼ばれ、日本語では「失感情・言語化症」と訳されています。簡単に言えば自分自身の感情を客観視することが不得手で、感情制御も下手なので、感情的葛藤も言葉として表現しにくい性格と言われています。この性格特徴を持つ一群の人々が、心身症に罹患しやすいと言えるわけです。こうした人々とコミュニケーションをとる場合、患者本人も自分自身の情動とその表出が上手くできないので、際限なくダラダラと話し続けるとか、面接者との会話が困難になるケースもあると言われています。

第二の性格特徴は**アレキシソミア**（Alexisomia／失体感症）です。この性格特徴も心身症患者さんたちに共通のものであることを、九州大学医学部に日本で初めて心療内科を創設された池見酉次郎先生が指摘されています。

この性格特徴は、自分の肉体中に生じてきている諸変化に対する気づきが鈍いか、全く気づけない性格と言われています。例えば、筋肉の緊張や疲労といった、普通の人ならば当然感じられるような肉体中の変化を意識化できないので、筋肉に無理な負荷をかけてしまい、腰痛を引き起こすこともあると言われています。

以上２つの性格特徴はいずれも、自分の内側に生じてきている心身反応に気づけないという特徴ですが、その元凶は3番目の性格特徴と指摘されている**過剰適応**（Over-adaptation）にあると考えられています。即ち、自分のことよりも、外部に生じる事々に心奪われている性格で以下のような性格特徴を有する人々と言われています。

ⅰ）真面目
ⅱ）仕事中毒
ⅲ）模範的
ⅳ）頑張り屋
ⅴ）人から頼まれるといやと言えない
ⅵ）自己犠牲的
ⅶ）良い子

と表現される性格的特徴です。つまり、社会生活においては八方美人的に周囲に過剰に適応しようとする傾向があるというわけです。

　こうした3つの性格特徴が不健康な心身症を引き起こす引き金になるというのです。その傾向に対抗する予防的な心理療法がヨーガの諸技法、つまりヨーガ療法なのです。

　また、現代のストレス社会では、パニック障害や摂食障害、それに各種の人格障害と呼ばれる精神障害に苦しむ人々も出てきています。またテクノストレスや環境問題に起因するアトピー素因を持った人達にも生き難い世の中になってきています。

　そうした内科疾患の心身症、各種精神疾患に苦しむ人々が自らの健康回復の為に、自分で実習できるヨーガの諸技法を次章にて解説します。

ラージャ・ヨーガの自己制御法

　古来のヨーガ修行体系を一つの書としてまとめた聖者がいました。その名前はパタンジャリ大師と言います。その書の名前は「ヨーガ・スートラ／ヨーガ根本教典」と呼ばれています。パタンジャリ大師が生きていたのは紀元前300年頃とも言われていますが、当時既に2000年近いヨーガ修行の歴史がありました。その間にヨーガ行者たちに伝承されてきていたヨーガの多くの格言を収録してまとめたものがこの「ヨーガ・スートラ」です。4章まであるこの書には、ヨーガの多くの格言が記されています。いずれも短い言葉での格言集であり、その意味を理解するには解説が必要です。現代のことわざ辞典と同じことです。この書は、今でもヨーガを学ぶ者たちが必ず紐解く書になっていて、以下の写真のように沢山の解説書が世界中で出版されています。

　このヨーガ・スートラの第2章29節には、ヨーガの八部門からなる有名なアシュタンガ・ヨーガが記されています。以下にそれら八つ（アシュ）の部門（アンガ）の名前を列挙しましょう。

1 ヤーマ（禁止事項／社会次元の自己制御）
　非暴力、正直、不盗、禁欲、不貪

2 ニヤーマ（お勧め事項／社会次元の自己制御）
　清浄、知足、努力、聖典学習、絶対者ブラフマンへの帰依

3 アーサナ（ヨーガの体位法／肉体次元の自己制御）

4 プラーナーヤーマ（呼吸法／呼吸次元の自己制御）

5 プラーティヤーハーラ（制感／感覚次元の自己制御）

6 ダーラナ（精神集中法／知性・感性次元の自己制御）

7 ディヤーナ（禅那／静慮／知性・感性次元の自己制御）

8 サマーディー（三昧／記憶・潜在意識次元の自己制御）

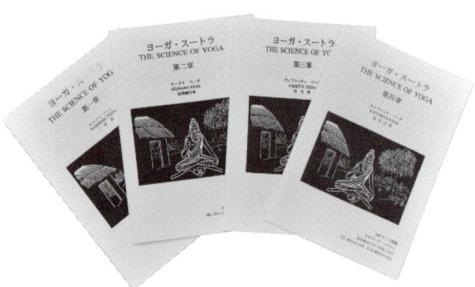
〈種々のヨーガ・スートラ解説書〉

　先ほどの心身症患者の3つの性格特徴を思い出して下さい。これらの性格特徴に対処する手段がこれら八部門のヨーガ技法に含まれています。

　例えば、自分を良く見せようとする対社会的な過剰適応に対しては、八部門（アシュターンガ）のヨーガ技法のうちの対社会的自己制御

法が役立ちます。失体感症には3番目と4番目の体位法と呼吸法が、失感情症の改善には5～7番目の自己制御法が役立ちます。過剰適応してしまう人は、ちょうど10頭立ての馬車の馬たちが暴走している状態であるとみなすことができます。伝統的ヨーガ技法は、それら10頭の馬たち（感覚器官）が心身の内側で暴走している状態を、自覚させてくれるのです。

こうして私たちが自分という存在を上手に制御して動かすためには、自分の心身構造を知っていなければなりません。人が自動車でも飛行機でも、また他の機械でも操縦しようとする時には、それらの構造をまず最初に良く理解しておくことが必須条件にであることは言うまでもありません。

人間という精密機械を自在に動かすにはまず、その構造をしっかり理解しておくことが必要です。

私たちが学ぶ伝統的ヨーガでは、人間の心身構造を2つの仕方で説明しています。

第1の説明

以下に図解されている10頭立ての馬車としての人間です。

この10頭立ての馬車に描かれている10頭の馬とは、5つの知覚器官（視覚・聴覚・嗅覚・触覚・味覚）と5つの運動器官（手／授受器官・足／移動器官・生殖器官・排泄器官・発語器官）を表します。

手綱は、馬たちと御者との間での情報の授受を伝達する心理器官である意思（マナス）を表し、御者（ブッディー／理智）は知性や感性の判断を下す心理器官を表します。御者の後ろには、我執（がしゅう／アハムカーラ）と心素（しんそ／チッタ）という2つの心理器官が控えています。御者（理智）の下す諸々の判断に、我執は「自分の／自分が」という意識をくっつけます。心素は全ての心理的残存印象（記憶）を蓄え続ける倉庫となっています。即ち、心素が、記憶袋だということです。ヨーガでは4000年以上前からトラウマも潜在意識も全てこの心

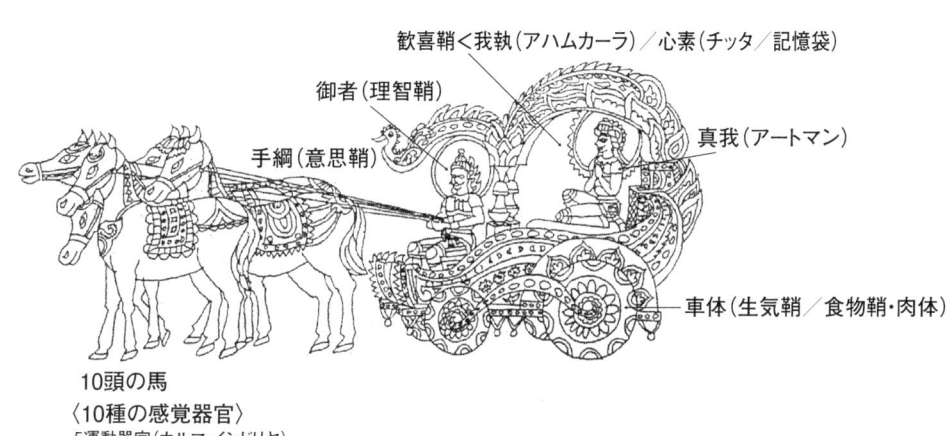

〈人間構造図〉

素（チッタ）の中に蓄えられていると、知られていたのです。オーストリアの精神科医ジグムント・フロイト（Sigmund Freud、1856 – 1939）が潜在意識に気づいたのは1800年代でした。インドに行ってヨーガの考え方を学んで夢の分析に取りかかった心理学者カール・ユング（CarlGustavJung、1875-1961）は、一時期そのフロイトの弟子でした。いずれの西洋心理学の開祖たちも、近代になって東洋の智慧から人間心理を学んだのです。しかし、4000年以上前から伝承されている奥義書ウパニシャッドには、以下のように記されているのです。

　　真我（アートマン）を車中の主人と知れ。身体（シャリーラ）は車輌、理智（ブッディ）は御者、意思（マナス）は手綱と知れ。諸感覚器官は馬たちであり、感覚器官の対象物が道である。真我と感覚器官と意思が一つとなったものを、賢者は享受者（ボークタ）と呼ぶ
　　　　　　　　　（カタ・ウパニシャッド第3章3〜4節）

　また、ヨーガ・スートラには以下のように記されています。

　　記憶とは、かつて経験した対象を心素（チッタ）の内にとどめることである
　　　　　　　　　（ヨーガ・スートラ第1章11節）

　本書は、こうした古来のヨーガの智慧を活用して、現代の健康促進法であるヨーガ療法をあなたに伝えようとしているのです。

第2の説明

　人間を5つの鞘（さや／コーシャ）に包まれた存在と考えるものです。これは古来、人間五蔵（ごぞう／パンチャコーシャ）説と呼ばれています。

　これまた4000年以上も前から伝承されている奥義書タイッティリーヤ・ウパニシャッドの第3章には、父親ヴァルナと真理を求める息子ブリグの会話として以下の人間構造が説かれています。

　ヴァルナの息子ブリグは、父のヴァルナのもとに行き「父上！私に絶対者ブラーフマン（梵）について教えてください」と言った。ヴァルナはブリグに対して・・「生きものがそこから生まれ、生きものがそれによって生き、死ぬ時にそれら生きものがその中に入ってゆくもの、それを悟れ。それが絶対者ブラーフマン（梵）である」とヴァルナは告げた。息子ブリグは（熟慮の）苦行（タパス）を行じた。（熟慮の）苦行を行じた後に「絶対者ブラーフマンとは食物（アンナ）である。なぜなら、生きものは食物から生まれるからである。生まれたものは食物によって生き、生きものは死ぬと食物の中に入るからである」と悟った。

　斯くの如くに悟った後にブリグは、再び父ヴァルナのもとに行き「父上！更に私に絶対者ブラーフマンのことを教えてください」と告げた。父ヴァルナはブリグに対して「（熟慮の）苦行によって絶対者ブラーフマンを理解せよ。絶対者ブラーフマンは（熟慮の）苦行である」と告げた。ブリグは（熟慮の）苦行を行じた。（熟慮の）

苦行を行じた後に「絶対者ブラーフマンは生気（息／プラーナ）である。なぜなら、生きものはまさに生気から生まれるからである。生まれたものは生気によって生き、生きものは死ぬと生気の中に入るからである」と悟った。

　こうして息子ブリグは熟慮の瞑想を行じつつ、次々と人間の五蔵の構造を悟り、それを父ヴァルナに告げてゆくのです。

　ブリグは「絶対者ブラーフマンは意思（マナ）である。なぜなら、生きものはまさに意思から生まれるからである。生まれたものは意思によって生き、生きものは死ぬと意思の中に入るからである」と悟った。

　ブリグは「絶対者ブラーフマンは相対的智慧（理智／知性／ヴィジュニャーナ）である。なぜなら、生きものはまさに相対的智慧から生まれるからである。生まれたものは理智によって生き、生きものは死ぬと理智の中に入るからである」と悟った。

　ブリグは「絶対者ブラーフマンは歓喜（アーナンダ）である。なぜなら、生きものは、まさに歓喜から生まれるからである。生まれたものは歓喜によって生き、生きものは死ぬと歓喜の中に入るからである」と悟った。

　これがヴァルナと息子ブリグの智慧であり、この智慧は天上界にあって最高と位置づけられ、この智慧を悟る者も最高位に位置づけられる。この者は食物を所有し、食物を食べる者になる。多くの子孫や家畜を所有し、神聖なる智慧の輝きに恵まれて偉大になり、名声

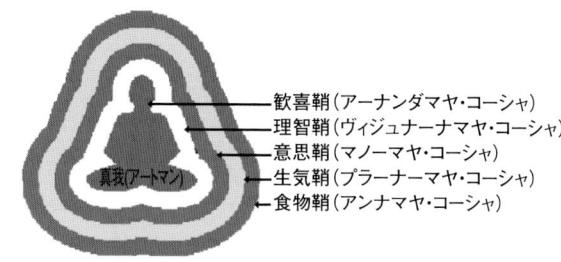

〈人間五蔵説図〉

によっても偉大になる。
（タイッティリーヤ・ウパニシャッド第3章1～7節）

　つまり、一個の人間は食物・生気・意思・理智・歓喜の五蔵（五つの鞘）の構造になっており、その最深部にはこれら五蔵を動かす動力源である真我（アートマン）が鎮座されているという人間五蔵説をこの奥義書は明らかにしています。

　伝統的ヨーガの世界ではヨーガ行者が自己制御法を身につけるには、これら10頭立ての馬車と人間五蔵説の両説を念頭において、自制の日々を送ることになるのです。

　両説は共通の事実を解説しているに過ぎません。即ち、馬車の車体は食物鞘と生気鞘、10頭の馬たちと手綱は意思鞘、御者が理智鞘、その後ろに控える心理器官である我執と心素が歓喜鞘、そして車主が五蔵の中心に鎮座される真我（アートマン）となるのです。こうした人間構造を頭に入れて、あなたはいよいよヨーガ療法という自己制御の道に歩みを進めることになるのです。

社会的自己制御法

前章で述べたように、**ヤーマ**（禁止事項／社会次元の自己制御／非暴力、正直、不盗、禁欲、不貪）と**ニヤーマ**（お勧め事項／社会次元の自己制御／清浄、知足、努力、聖典学習、絶対者ブラーフマンへの帰依）とは、私たち個人がこの社会の中で担わされている役割に対して、自分の立場を悟り、意識化し、その役割に対する自己認知を深めて自己を制御する方法を示します。決して単なる戒律や倫理を説いているわけではありません。

ところで、心身症に罹患するような人々の性格特徴は先にも書きましたように「自分を見失っている」というものです。自分の肉体の感覚、自分の感情が分からなくなっているというものもあります。自分の立場を思うばかりに、周囲に対して過剰に適応しようとしているという性格の特徴があるからです。

彼らが見失っている対社会的な自分を再び自覚させるためのヨーガの技法が、このヤーマとニヤーマなのです。

具体的には以下のような分析的な瞑想技法で自己認知へと導きます。

例えばヤーマの非暴力という事項が上手に意識化されて、周囲の人々と健全な人間関係を築けているかどうかを悟らせるには、以下のようなインストラクションを出して、ヨーガ療法実習者に自分の姿を調べてもらうのです。

＊それでは、あなたが昨年の一年間、周囲の家族（職場の同僚、友人知人）に対して、不都合な迷惑をかけた事実（禁戒の非暴力）がなかったかどうかを、これからの10分間、お調べください。時間が来たら合図しますから、目を開けて、その事実の有無と内容を言語化し、お話しください。では瞑想を始めて下さい。

以上はヤーマとニヤーマに関する瞑想の一例で、詳細は第4部で解説します。こうした調べる主題（テーマ）を持った分析的な瞑想法は、古来ウパニシャッド聖典が書かれた4000年以上昔から、ヨーガの瞑想法として、現代にまで継承されてきています。残念ながら、この種のインド伝統の瞑想法は、日本にまで伝わっては来ませんでした。日本では今日まで全く知られていません。しかし、この対社会的自己の認知をする際には、この伝統的ヨーガ瞑想法はとても有効です。以下に古くて新しいこのヨーガの瞑想法を解説します。

伝統的ヨーガ瞑想法

以下の4段階にわたっています。
1 聴聞（ちょうもん／シュラヴァナ）
2 熟考（じゅっこう／マナナ）
3 深い瞑想（ニディディヤーサナ）
4 悟り（ギヤーナ）

今から4000年以上も前から伝承されているヨーガの聖典「ブリハドアーラニャカ・ウパニシ

ャッド第4篇 ヤージュナヴァルキャ夫妻の対話 第5章」には、夫であるヤージナヴァルキャ師とその妻マイトレイーとの間で、この瞑想法が以下のように説かれています。ヤージナヴァルキャ師は持てる財物を妻マイトレイーに残して、遊行の旅に出ようとした、その時の会話です。

「私は今の生活を捨てて遊行の旅に出ようと思っている。だからお前をおいてゆくので許してもらいたい」
すると直ちにマイトレイーが言い返しました。
「あなたが私に残そうとするその財物で、私は不死の人間になれるのでしょうか？」
「なれないだろう。お前はこの世の金持ちたちと同じようになってしまい、それら財物の力で不死の人間にはなれない」と夫のヤージナヴァルキャ師が答えました。
すると妻のマイトレイーが言いました。
「それでは私は、自分を不死にはさせてくれないような物をあなたから残されても、頂くわけにはまいりません。どうか私に、あなたがご存じの、それこそが私たちを不死の者にさせてくれる智慧をお教えください」。

　賢い妻マイトレイーは、つまらぬ財物を夫から残されても、財物に翻弄される金持ちたちと同様の過剰適応人生に陥るだけであることを見抜いて、夫にこのように言っています。この会話の後に、夫婦は真理を明らかにする会話を続けるのですが、会話の最後に夫ヤージナヴァルキャ師は妻に向かって、以下のように言うのです。

「マイトレイーや、真の自分こそが眼にされるべきであり、耳にされるべきであり、考えられねばならぬのである。真我（アートマン）をみとめ、耳にし（聴聞／シュラヴァナ）、熟考（マナナ）し続ける（ニディディヤーサナ）時に、一切は悟られる（ギヤーナ）のである」

　心身症を病んで対社会的な自己制御法が分からない人たちにおいては、このヨーガの瞑想法はとても有効な心理療法になり得るのです。例えば、自分は嘘をつかずに生きているか（正直）、他人の時間や事物を盗んでいないか（不盗）、現状に満足して感謝して生きているか（知足）、努力を惜しんでいないか（苦行）等々の判断基準を自分の日々の生き方に引き当てて、マナナ（熟考）する瞑想を行じるのです。

　するとそこに、普段はっきりとは自覚していない自分の姿が見えて来るはずです。こうして自分の「いま、ここ」での現状を見て初めて、その後に社会内での自己制御が上手に出来る人になれるわけです。

　例えば、地図とコンパスを持って山歩きする人も、歩き出す前に、自分の現在位置が分からなければ全く身動き出来ないのと同じです。

　この一寸先が闇の人生でも、本書で説かれているヨーガの智慧があなたの現在位置と進むべき方向と、本書で最後に解説する私たちの最終目標地点到達までを明らかにしてくれるでしょう。そうなれば、あなたは上手に周囲の人々と健やかに調和して生きる一生を無理なく生きることができるのです。これがあなたを健やかに導き癒すヨーガ療法なのです。

肉体的・感覚的自己制御法

　この章では少し医学的な話を致しましょう。
　私たち人間が目や耳から外部の情報を捉えると、その情報は脊髄から大脳辺縁系に伝わり、そこで「不快である」と判断した場合は、恐れ、不安、怒り、悲しみ、失望などの感情が生じてきます。その心の反応が脳内部の視床下部に伝わりますと、自律神経系の交感神経が刺激され、私たちの体内では心拍数が増加したり、血圧が上昇、呼吸数が増加、発汗が亢進し、血糖値が上昇するなど、様々な体内変化が生じてきます。生体内にストレス反応が生じてくるわけです。しかし、同じ外部からの情報でも、大脳辺縁系が「快適である」と判断した場合、私たちの心の中には安らぎ、喜び、充実感などの感情が生じてきます。すると今度は、自律神経系の副交感神経が刺激されて、生体内では心拍数が減少し、血圧が低下し、呼吸数も減少するなどのリラックスの反応が生じてきますし、発汗量や血糖値は正常なままになっています。

　これらの変化の多くはほとんど無意識の内に、脳の内部にある視床下部という器官内で働く自律神経系と内分泌系によって制御されているために、普段は自覚することがありません。このような、普段は気づきにくい生体内の脳波や皮膚電位活動、筋電図、心電図などの電気的変化、それに血圧、心拍数、発汗量、皮膚温などの物理的変化や反応を、光や音などの知覚しやすい信号に一度置き換えて生体(バイオ)に還元(フィードバック)して、その検査されている人自身に、それらの変化や反応を意識的に制御させる方法が、バイオフィードバック法と呼ばれています。この方法を用いて、例えば高血圧など種々の病気を形成し、病気に対応して変動している生体内の変化や反応を、検査を受けている人自身に操作

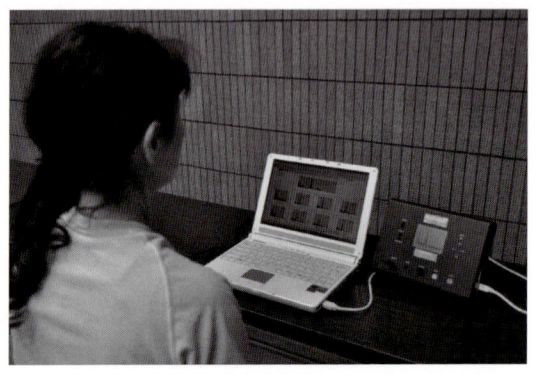

〈バイオフィードバック法〉

させ制御させたり、リラクゼーションや意識を変えさせて、それを記憶させて治療の場に用いて心身相関の気づきを深めさせたり心理療法の導入に用いたりするなど、ストレス関連疾患に苦しむ人々の臨床に応用したものがバイオフィードバック法と呼ばれています。

しかしこうした医工学の助けを必要とせずに、自分の力だけで生体内部情報を得る手段として、伝統的ヨーガが挙げられるのです。今から4000年以上も前にはすでに存在していたといわれているヨーガの各種行法は、自己の存在を見つめ直し、真の自己存在を見出そうとすることを目的にしているものですが、その過程において自己の肉体や精神や、先にも解説した自分の社会内での在りかた等を自分で意識化して悟ることが必要とされています。ですから、伝統的ヨーガにおける体位法（アーサナ）や呼吸法（プラーナーヤーマ）は、自己の肉体の変化を意識化して悟る為に行われており、血圧、心拍数、呼吸数や、筋肉の緊張度などの身体内部情報を連続的に得ることができるようになっているのです。また、瞑想法は、過去のある状況や、その時の外部刺激に対する自分の感情変化や認知の仕方や知的判断や行動の仕方を静かに見つめ直し、ヨーガの智慧を基準にして、適切であったかどうかを再認知することで、自身の心のあり方を認識し悟れるバイオフィードバック法になっているのです。

こうして、自己の生体内部情報を得ることができる伝統的ヨーガ行法なのですが、その各種のヨーガ行法から、ヨーガ行者でない一般の健常人や疾患を持つ人たちにも実習できるような行法を抽出し、改良を加えることによって、バイオフィードバック法と同様に、心身相関疾患や精神疾患などに効果的な病気予防法や治療法として考案されたものが、ヨーガ療法なのです。これらのヨーガ療法技法の実習によって心と体のつながりを理解し、常に自分自身の肉体の変化や心の動きなど生体内部情報に目を向けることが、日々の生活において心身を安定させ、健康を保つ上で重要となるのです。

医学や心理学におけるバイオフィードバック法が検査を受けている人に対して、外部から意図的に映像や音などのストレスをかけて、それに対する反応の出方を被験者自身に認識させるのと同じように、ヨーガ療法でも、肉体にアーサナ（姿勢／体操）の動きやプラーナーヤーマ（ヨーガの呼吸法）で種々のストレスをかけ、その時に生じる生体反応をヨーガ療法実習者に自覚させるようになっています。問題を自覚すれば私たちの脳はその問題を解決しようと働き始めるからです。これがこの肉体的・感覚次元における自己制御法なのです。その詳しい実習の仕方のあらましは、本書の第3部に載せておきました。文章を読んだだけでは実際のコツは分かりにくいでしょうから、ヨーガ療法の専門教育を受けた後に、私たち一般社団法人日本ヨーガ療法学会が認定している学会認定ヨーガ療法士の元で実習してみてください。

知的自己制御法

　4000年以上前から伝承されているヨーガの聖典ブリハドアーラニャカ・ウパニシャッドの第5篇第1章1節〜3節は次のような話が記されています。分かり易くするために少し意訳して紹介しましょう。

　父プラジャーパティの三人の息子たちは、優秀な息子である神（デーヴァ）と並の息子である人間（マヌシャ）と劣等の息子である鬼神（アシュラ）といい、ヴェーダ聖典を父プラジャーパティの元で学んだ。

　学生生活を終えた時に、優秀な息子である神（デーヴァ）は、父に向かって「私はこれからどうしたら良いでしょうか？」と聞いた。すると父プラジャーパティは神に向かって「"ダ"をせよ！」と言ってから、逆に「お前は"ダ"をどう理解したか？」と尋ねた。デーヴァは「父上。ダマナ（自制せよ／Damana）の"ダ"と仰られたのですね」と答えた。父プラジャーパティは「その通りだ。お前は良く理解した」と言った。

　次に並の息子である人間（マヌシャ）が父プラジャーパティに向かって「私はこれからどうしたら良いでしょうか？」と聞いた。すると父プラジャーパティは人間に向かって「"ダ"をせよ！」と言ってから、逆に「お前は"ダ"をどう理解したか？」と尋ねた。マヌシャは「父上。ダーナ（布施せよ／Dana）の"ダ"と仰られたのですね」と答えた。父プラジャーパティは「その通りだ。お前は良く理解した」と言った。

　それから劣等の息子である鬼神（アシュラ）が父プラジャーパティに向かって「私はこれからどうしたら良いでしょうか？」と聞いた。すると父プラジャーパティはアシュラに向かって「"ダ"をせよ！」と言ってから、逆に「お前は"ダ"をどう理解したか？」と尋ねた。アシュラは「父上。ダーヤ（慈しめ／Daya）の"ダ"と仰られたのですね」と答えた。父プラジャーパティは「その通りだ。お前は良く理解した」と言った。

　如何ですか？　父プラジャーパティは見事なカウンセラー役を果たしています。息子たちは自分の心の眼で自分の心の足らざる部分を見ていることを父親は知っており、自分がこれから何をせねばならないかの答えは、息子たちが自分で引き出しています。カウンセラー役の父親も、息子たちが見ているものをそのままに受容してOKのサインを出しています。この4000年も前から伝承されて来ている物語が私たちに伝えている教えとは：
1）人は皆、自分の智慧の程度で自分を見ている。
2）その自分の智慧の程度で世の中を見て生きている。
3）カウンセラーはクライアントの認知の不足をそのまま受容してから、足らざる認知を補えるよう導く。

　こうしたカウンセリングという自己認知の知的自己制御法は古来数千年もヨーガの伝統の中に活かされて、歴代の導師たちは弟子た

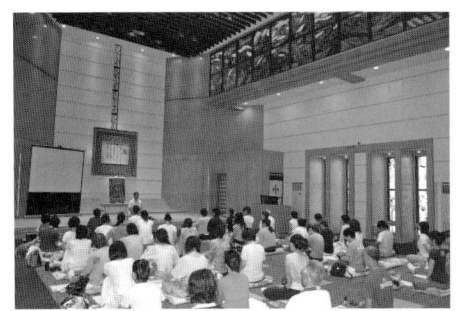
〈ラージャ・ヨーガ研修会〉

ちを育ててきています。ヨーガ療法では、カウンセラーもクライアントもこれら伝統的ヨーガの智慧を使って、自分がどのような色眼鏡で自分を認知し、世間も見ているのかを認知分析し、自分たちの日々の行動にその気づきを活かして自己変革に努めるのです。現代の臨床心理学的に言えば伝統的ヨーガもヨーガ療法もインド伝承の認知行動療法なのです。

こうして新たに日々自己認知を深め、その悟りを日々の行動の中に活かす自己変革の人間教育の智慧は、数千年もの永きにわたってヨーガの伝統の中で伝承されてきています。ヨーガ療法では、この「知的自己分析と自己制御法」をヨーガ・サイコセラピーとかヨーガ・カウンセリングと呼んで、父プラジャーパティが息子たちに対したように、ヨーガ療法士がクライアントと共にこれらの技法を駆使して互いの自己成長に努めているのです。

その具体的な知的自己分析と自己制御法とは先に解説した伝統的ヨーガの瞑想法です。特には、先の10頭立て馬車の図で馬車を操る重要な位置についている理智（ブッディー）の認知・判断決定の質を高めることが、この「知的自己分析と自己制御法」となっています。先述した心身症罹患者の3つの性格特徴を思い出してみてください。過剰適応で我を忘れ、肉体の感覚も感情の動きも見失っている意識状態がその病因としてあるのです。こうした心身症を想定していなくても、悩み多い生活を送る人々に関して、ヨーガの聖典カタ・ウパニシャッドには以下のようにこの知的自己分析と自己制御法が説かれています。

　もしも、その者の意思が常に落ち着きがなく、正しい判断力（理智／ブッディー）によって制御されていないと、その者の諸感覚器官（10頭の馬たち）は、暴れ馬が御者に対するが如くに、統制できなくなる。しかし、その者の意思（手綱）が常に落ち着いており、正しい判断力（理智）によって制御されていれば、その者の諸感覚器官は、良馬が御者に対するが如くに、統制できるようになる

（カタ・ウパニシャッド第3章5〜6節）

こうして諸々の感覚器官の働きを知的に制御する為には、
1）心の働きを客観視して自覚する。
2）各種聖典や歴代ヨーガ導師たちが数千年間伝承してきた、心の働きを分析する知的判断基準を身につけておく。
3）それらの判断基準で自分の心を分析し判断を下し、行動を決定する。
4）行動から生じて来る結果という記憶を再認知して、次の行動を再決定する。

以上の具体的な指導・実習法については、第4部で解説します。トラウマや潜在意識にも触れる心理療法になっていますので、学会認定のヨーガ療法士の下で注意深く実習してみてください。

宗教的自己制御法

　ここで言う「宗教的」とは、いわゆる「スピリチュアルな」ということです。この地上に生きる多くの民族がそれぞれ独自の宗教書を持っているのは良く知られています。

　インド民族は大叙事詩マハーバーラタを、ユダヤ民族にとっての旧約聖書、日本民族の古事記・日本書紀というように、おそらく民族の数だけは宗教書と呼ばれる伝承はあるのかもしれません。そして、それら宗教書、宗教的神話に共通する点があります。それは、自分たちの民族がどこからやって来たかを明かすという説話です。或いは、私たち人間がどこからやってきたかという話です。それら宗教的伝統に共通するのは、内容は違いこそすれ「自分たちの出自を明らかにしたい」という思いです。私たち人間は、自分の依って立つ根源、出所、出自を自覚して初めて安心するのです。一番身近には私たちの両親が私たちの出自です。親兄弟という家族も私たちの分かり易い出所です。自らのアイデンティティーの元です。民族も、国家も、大自然も、地球という生命体も、大宇宙も私たちがそれに依って立つ根源であり、自分をそれらの概念と重ねあわせ、結びつける対象になっています。

　しかし時に人は、自分の依って立つ対象を食べ物や酒という飲み物や、その他の衣服など装身具に、住居や住む土地に、或いは地位や名誉や財産や、時には麻薬やギャンブルやセックスなど、この地上にあって変化して止まない諸事に自分を重ね合わせて、時にそれらに依存して生きる判断を下すこともあります。

　伝統的ヨーガではこのような判断と行動が私たちに多くの煩悩を引き起こすと4千年も前から教え続けています。そして、信じる・信じないは別にしても、この世の変化する諸事への心の結びつきを離さ（解放させ脱し、解脱させ）ない限り、私たちは繰り返しこの世に落第して生まれてくると主張されてきています。実際にそうした輪廻転生があるかどうかは別にしても、私たちがこの世を生きる時に、変遷流転する諸事に自己存在を結びつけ依存していては、いつも心乱され、悩み多い生活を送らざるを得ないことは、誰でもが認めるところでしょう。この事実をヨーガの古典であり、私たちの行動（カルマ）の仕方を説く聖典バガヴァッド・ギーター（神の詩）は以下の様に記しています。

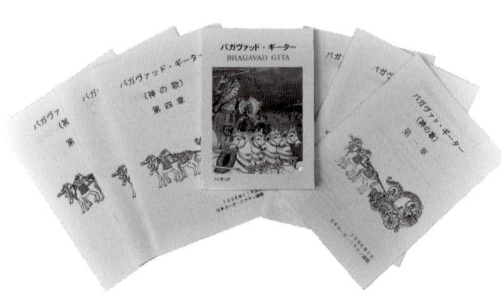

〈聖典バガヴァット・ギーター〉

宗教的自己制御法

　人が感覚器官（10頭の馬たち）の対象物を思う時、それらに対する執着が生ずる。この執着から情欲（カーマ）が生じ、情欲から怒り（クロダ）が生ずるのだ。怒りから迷妄（マーヤ）が生じ、迷妄から（心素の中にある）記憶の混乱が生ずる。記憶の混乱から理智（ブッディー）の働きが喪失し、理智の働きの喪失から人は破滅するのだ。感覚器官の対象物への愛憎を離れ、諸々の感覚器官の働きを制御し自己を制した人物は、感覚器官の対象物の中にあっても平安の境地（シャンティー）に達するのだ。平安なる境地においてその者のすべての苦悩は消滅する。というのも、平安なる境地にある者の理智（ブッディー）は直ちに不動となるからである。諸々の感覚器官を制御し得ない者は信仰についての理解力がなく、静慮（バーヴァナー／瞑想）を施す能力がない。静慮を施し得ない者には寂静（シャンティー）はない。心が寂静でない者にどうして幸福（スカ）があろうか。諸々の感覚器官は、本来その対象物に向かって働くのである。これら諸々の感覚器官の働きのいずれかに対しても意思（馬車の手綱）がつき従うと、丁度、風が水上の舟をさらうように、それら感覚器官の働きは智慧（プラジナ）を奪い去ってゆくのだ

（バガヴァッド・ギーター第2章62節～67節）

　この伝統的ヨーガの聖書バガヴァッド・ギーターが言わんとしているのは如何なる事柄でしょうか？　それは、私たちが依って立つべき自分のアイデンティティー／スピリチュアリティー／宗教性は、私たちの内に宿る不変不動なる「純粋意識」であるべきであるというのです。そして、私たちのその意識作用の中でも特に、理智（ブッディー）の働きを内なる純粋意識のように、不動にさせよと言っています。理智は10頭立ての馬車の御者に例えられていますので、その御者の働きを乱すなというのです。現代の心理学的に言えば、この御者が所謂、私たちの知性と感性の認知と判断を司る心理器官です。この理智に健やかな判断基準を教えておき、間違っても変化して止まない、無常なる事物を追い求めるような手綱さばきをさせないようにするというのが、伝統的ヨーガの教えるところです。そしてむしろ、この世にあって不動なるもの／内なる純粋意識を見出し悟って、ここに自分自身の出自／根源を見出し、その不変なるものに自分の存在を重ね合わせ結びつけ（ヨーガし）ろと言うのです。サンスクリットのヨーガという語は結ぶという意味の言葉だからです。南インドのシュリンゲリという名前の土地に、シャンカラという聖師が開いた僧院があります。そのシャンカラ僧院で1377年から1386年まで僧院長を務めたスワミ・ヴィドゥヤランヤ師が書き残された聖典「パンチャダシ」にはこの事実が以下のように説明されています。

　教師のまわりに座った学生たちが、声を揃えて聖典ヴェーダの聖句を唱えている。その内の一人の学生の声は、全体の詠唱の一部として聞こえているにしても、他の声が障害となって父親でも単独には息子の声を認識することはで

きない。(不変の意識が有する) 歓喜において
も同じことである。歓喜は認知されても良いの
にもかかわらず、障害がある故に認知されない
のが実情である。私たちが日々経験する諸事
はあたかも「存在」し「現れ出て」いるかのよ
うに見える。それでは、(不変なる意識である)
真我を認識できないようにしている障害とは、
一体何なのかと言えば、それは実際には存在
せず、現われ出てもいない事柄／この世の諸
事が私たちの経験を台無しにしているのである。
一人の学生の声が、他の学生たちの声によって
その学生の父の耳から掻き消されているかの如
くになっている図式と同じように、(不変なる純
粋意識である) 絶対者ブラーフマン (梵) の歓
喜もまた、無智 (アヴィドゥヤー／avidya) が
重ね合わされてしまって、分からなくされている
のである。この無智とは、始めの無い存在で
あり、錯覚の主たる原因となっているものであ
る。源初の物質 (元素) は、根本自性 (プラク
リティ／Prakrity) と呼ばれており、善性 (サ
ットヴァ／Sattva)、動性 (ラジャス／Rajas)、
それに暗性 (タマス／Tamas) と呼ばれる三
種の (常に変化し続ける) 徳性 (グナ／Guna)
から成り立っている。そして、純粋意識と歓喜
である絶対者ブラーフマン (訳注：人間の中
にあっては真我) は、常にこの根本自性の中
に在って、影響を受け続けている。この根本
自性は、2つ (即ち、迷妄／Maya と無智／
Avidya) の性質を持っている」
(ヴィドゥヤランヤ著パンチャダシ第1章12節～15節)

ヨーガ療法実習の究極的な目的は、こうし

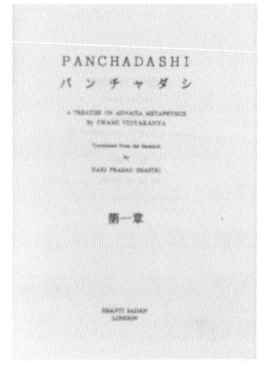

〈パンチャダシ〉

た迷妄 (マーヤー) と無智 (アヴィドゥヤー) に
影響されることのない人間にまで私たちが進
化して、不変の純粋意識を私たちの内外に見
出せる人物、精神的に不動なる人間になるこ
とにあります。決して、単に肉体や心が元気
になるためのヨーガ療法でも、家庭や社会生
活が上手く送れるようになることだけの目的
ではなくて、この世界の俗事の中にあって生
きつつも、それら俗事に翻弄されないでそれ
ら世事や俗事を難なく処理し片付け、その上
でそれら純粋意識を覆い隠す障害であるこの
世の諸事から離脱し、解放され脱して、不変
なる「純粋意識」を常時悟っていられる人物に
まで進化することにあるのです。こうした純
粋で不変不動なる「純粋意識」があるかどうか
を、先のシュリ・ヴィドゥヤランヤ師はその
著書パンチャダシ第1章3節～10節の中で以下
のようにも解説しています。

私達が覚醒状態で知覚する音とか感触という

ような事柄は、互いにその性質を異にするにしても、こうした事柄を知覚しつつ、知覚とは違ったものとして存在する「意識」は、唯一不可分にして、常に変わらずに存在している（3節）。夢を見ている状態でも同じことが言える。即ち、覚醒状態で知覚する比較的恒常的な客体に比べたならば、夢の中での客体は一時のものと思われるのであるが、これら二つの状態とも、知覚を受け取る「意識」そのものは、唯一にして同一のものである（4節）。深い眠りから覚めた者は、自分がその間に何も（夢も見ずに）知覚しなかったことに気づくはずである。ところで記憶とは、それに先行する体験が無くてはならぬ。それゆえに、この深い眠りの（夢も見ない）状態にあっても、「意識」は存在していると言えるのである（5節）。この「意識」とは、（無智さが見る）客体とは異なるものであるが、しかし、「意識」それ自体と相違するものではない。つまり夢を見ている状態でも、「意識」そのものは同一のものである。したがって、以上の三（覚醒・夢眠・熟眠）状態にあっても、同一の「意識」が在り続けている事は、はっきりとしている事である。日々変わらずに、この「意識」は在続しているのである（6節）。多くの年月、世代、大宇宙の変遷、過去と未来にわたって、"意識"自体は同一のままで在り続ける。「意識」は常に存在し、太陽の如く昇ったり沈んだりはしない（7節）。この永遠に存在する「意識」とは、真我（アートマン）である。この真我は最高の愛の対象となるもの故に、至上の歓喜でもある。それというのも、この真我に対する愛は、例えば「私はここで無となりたくない。更に在り続けたい」という、何時でも何処でも見られる感情からしても明らかである（8節）。真我以外の事物は、この真我の為故に愛されるのであるが、真我は自身の為故に愛されるのであり、決して他の事物の為故にではない。以上の事実からして、究極の愛の対象としての真我は、至上の歓喜（アーナンダ）という性質を持っていることは明らかである（9節）。判断力と論理が証明するところによれば、真我の性質とは「存在」と「意識」、それに「歓喜」（Sat-Chit-Ananda）である。ウパニシャッド聖典においても、真理（絶対者ブラーフマン／真我）はまた、同一の性質を持つと言う。つまり、個我（ジーヴァ／Jiva）と絶対者ブラーフマン（梵）とは同一のものであり、この事実を聖典は断言しているのである（10節）

（ヴィドゥヤランヤ著パンチャダシ第1章3節～10節）

　この「意識」とは、純粋意識とか宇宙意識とか、真我（アートマン）とか神我（絶対者ブラーフマン／パラマートマン／プルシャ）とか呼ばれる「生命そのものであるもの」と考えられます。この「純粋意識」こそが常に変わらずに存在し続けますので、この「純粋意識」の上にこそ自己との同一意識、自己アイデンティティーを重ね合わせようとするのが、伝統的ヨーガであり、ヨーガ療法も同じ考えを持って指導され、実習されているのです。だからこそヨーガ療法は病院内のホスピスでも指導され、実習されているのです。

　それでは次章に、その目的地を解説するヨーガの聖典を紹介しましょう。

解放の境地(目的地を解説するヨーガの聖典)

不変なる本質を悟る

近年、「千の風」という英文の詩が流行りましたが、私の肉体は死んでも私の中の命そのものは、命の源に帰っただけで、そこからまたこの世の風や光や雪や鳥になって現れて来るから悲しまないでくださいね、という歌詞でした。伝統的ヨーガでは古来、私たちの不変の本質は決して常に変化して止まない肉体や心ではなくて、私たち一個の人間存在の根底には勿論、この生き物、物質、この地球、太陽、宇宙全体の根底として横たわっている「純粋な生命原理」「純粋意識」「真我（アートマン）」「絶対者ブラーフマン（梵）」と呼ばれる「不変なるもの」だと主張し続けられてきています。この「私たちの不変なる本質」に私たちが結びつく／ヨーガすることが、ヨーガ実習の目的とされてきています。もしも、変化して止まないものに私たちの心が結びつき続けていれば、私たちは丁度、波間に翻弄される一枚の葉っぱのように、常に乱され、突き動かされ、放り出され、ひっくり返されますので、時に心身症になり、時に精神疾患に突き落とされて、決して安心し健やかで自由で喜びのある平安な生活は送れなくなってしまうとも、古来ヨーガの聖賢たちは私たちに語り続けて来ています。だからこそヨーガ療法においても、その指導の究極目標はこうした完全に自由な境地、歓喜の境地、安心立命の境地に達することであると考えているのです。勿論、ヨーガ療法を指導するヨーガ療法士とても、こうした境地に達しているわけではなく、こうした境地を目指している人間の一人に過ぎないわけですが、しかし少なくともこの人生を生きる目標地点は知って生きてはいますので、煩悩に翻弄される人たちの支えにはなれると自負しているのです。伝統的ヨーガの根本教典であり、西暦前300年頃にインドに生きたパタンジャリ大師も、その編纂した聖典「ヨーガ・スートラ」第2章に、以下のように記述しています。

無智、自我意識、愛着、憎悪、生命欲とが煩悩である（3節）。無智（アヴィドゥヤー）とは、その他の煩悩の本源（クシェートゥラ）であり、睡眠（プラスプタ）、衰弱（タヌ）、中断（ヴィチンナ）、高揚（ウダーラ）か、いずれかの状態にある（4節）。無智とは有限、不浄、苦、非

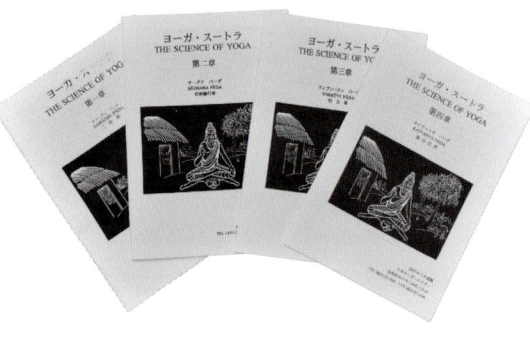

〈聖典ヨーガ・スートラ〉

我のものを、無限、浄、楽、真我であると思うことである（5節）

（ヨーガ・スートラ第2章3節～5節）

ヨーガスートラの教え

　この様に、ヨーガ・スートラ第2章3節では5つの煩悩が数え上げられており、それら5つの煩悩の中でも特に無智が、他の全ての煩悩の本源（クシェートゥラ）であるとされています。そして、この無智とは私たちの理智の認知間違いであると言うのです。即ち、有限なものを無限なものと認知間違いを犯す、不浄なものを清浄なものと、苦のものを楽のものと、真の自分でない非我なるものを真の我と認知間違いを犯しているのが煩悩であると主張されています。伝統的にヨーガとは理屈の哲学ではなくて、実践の哲学であり、経験の智慧であり続けています。4000年以上の歴史ある伝統的ヨーガの教えるところが実際の生活の中で役立ったからこそ、今にまで伝承され活用され、今や世界中に流布され役立てられ、多くの人々の生きる支えになっています。ヨーガの実践的智慧の伝承に過ちがない証拠です。ヨーガは無理に広められたのではなくて、電気やコンピューターなど多くの科学の教えや技術の恵みが自然に世界中の人々に受け入れられたように、伝統的ヨーガの智慧の数々も世界中の多様な生活習慣や宗教的文化の壁を難なく越えて流布されています。その智慧の中に真に私たちの生き方を支えてくれる実践的な智慧が横たわっている証拠です。

　伝統的ヨーガでは、私たちの無智なる認知間違いを克服する技法の数々も伝承されてきています。ヨーガ・スートラの第2章にはこの間の事情を以下のような記述で解説されています。

　これらの微細な諸煩悩は、行者の意識がそれらの原因へ帰滅することによって除去することができる（10節）。それら諸煩悩の活動は、静慮（瞑想／禅那／ディヤーナ）によって除かれねばならない（11節）。いまだ生じて来ぬ苦悩（ドゥッカ）は、除去しうる（16節）。除去されるべき苦悩の原因は、観照者（訳注：真我）と被観照者（訳注：肉体や心）との結合である（17節）。この結びつきの原因は、無智（アヴィドゥヤー）である（24節）。無智がなくなれば、両者の結びつきもなくなる。これが捨て去ることであり、観照者の独存（解脱／カイヴァルヤ）である（25節）。不断の弁別智（分別智／ヴィヴェーカ・キャーティ）が、捨て去るための手段である（26節）

（ヨーガ・スートラ第2章10節～26節）

　つまり、苦悩が生じてくる最も大きな原因は、自分という存在を私たちの内側に宿る生命原理／純粋意識と認知せずに、変化して止まない肉体や心であると認知間違いを犯すことであり、この認知間違いを犯さないようにするにはしっかりと自分の認知の在り方を熟慮して、認知間違いという無智さを取り除く瞑想を行えというのです。こうした非我と真我の識別を不断に行える智慧が身についた者

は、この世の変化する諸事に依存しない独存の生き方ができるようになり、これがヨーガ実習の目的であると言っています。

バガヴァッド・ギーターの教え

この様な説明は、上記のヨーガ・スートラと同時代の西暦前には既に伝承されていた聖典バガヴァッド・ギーター第2章にも、クリシュナ神と将軍アルジュナの会話として以下のように解説されています。

それ故に勇士アルジュナよ。すべての感覚器官がその対象物へと向かう働きを制御し得た時、その人物の智慧は不動のものとなるのだ(68節)。無智なる万物に夜が訪れている時でも、自己の意識を制する聖者は目覚めていると言える。無智なる万物が五感によって知覚される生活の中で目覚めている時は、解脱に至った聖者にとってそれは夜なのである(69節)。大海に河川の水が流れ込む時でもその大海は満たされつつも不動の状態を保つが、それと同様に、あらゆる欲望の対象物がその人物の中に入るとも、その心が不動であれば、その人物は寂静(シャンティー)の境地に達しているのだ。欲望の対象物を求める者は静寂の境地には達し得ないのだ(70節)。すべての欲望を捨てて執着することがなく、『私が』『私の』という思いもなく行為する者は、誰でもが寂静(シャンティ)の境地に達するのだ(71節)。アルジュナよ。これが絶対者ブラーフマンの境地である。この境地に達すれば人はもはや迷うことはない。臨終の時においてもこの境地にあれば、絶対者ブラーフマンと一如となっているのである(72節)

(バガヴァッド・ギーター第2章62節～72節)

即ち、この世の中で変化する社会的諸事に一喜一憂せずに生きられる者は、常時冷静に自分自身を見て取りながらこの人生を生き、この世を去るときであってもうろたえないと言っています。日本の諺で言うならば「人間万事塞翁が馬」と知って、全てが天の配慮と受容してから冷静に俗世の諸事に対処して生きろということです。

ウパニシャッドの教え

この聖典バガヴァッド・ギーターの教えを遡ること2千年、今から4千年もの昔から伝承されているとも考えられている古ウパニシャッド聖典中のカタ・ウパニシャッドにも、以下のような記述があります。ヨーガ行者はこうした境地を目指して、古来ヨーガ修行にその一生をかけてきていたのです。まず、カタ・ウパニシャッド第3章で語られた死神ヤーマ(閻魔大王)とナチケータス少年の問答の締めくくり部分を見てみましょう。

万生の内に秘められる真我は自らを顕さず、ただ、鋭く精妙なる理智を有する観想者のみによって、見い出されるのだ(12節)。賢者はその言葉を意思の働らきに変え、次に意思の働らきを理智の働らきへと変え、理智を大いなる真我(マハティーアートマン)へと変え、大いなる真我

を調和なる真我（シャンタ・アートマン）に変えるのだ（13節）。立ち上がれ。無智から目覚めよ！聖師のもとへおもむき真我を悟れ。かみそりのするどい刃の上を歩くが如くに、この（信仰修行の）道は歩み難く越え難いと、賢者は言う（14節）。

真我とは無声にして、無触、無形、不滅、無味、無嗅、永遠にして無始無終、大（マハート）を超えており、不変なるものであると悟った者は、死の瀬戸際より逃れ得るのだ（15節）。死神ヤーマによって語られた古のナチケータス少年の話を聴聞し、語り継いだ賢者は、絶対者ブラーフマンの大いなる世界にあって賛えられた（16節）。この至上の秘話を、神様を探求する者達の集い（ブラフマサンディ）や先祖供養の場（シュラーダハ）で、神様へ奉納する思いと共に語り継げば、それによって不死となるであろう。不死となるであろう（17節）

（カタ・ウパニシャッド第3章12節〜17節）

私たちがこの世を生きる時はいつも、不生・不滅・無死無終の生命原理を良く意識化できる認知を自分のものとして生きられるようにせよ、こうした人生の大切さを流布せよと、伝統的ヨーガでは4千年も前から言っているのです。

このカタ・ウパニシャッドの最終の第6章で、この奥義書（ウパニシャッド）の著者は以下のような教えも残しています。

各々別々に造り出される各感覚器官は真我とは異なることを知り、それぞれの生成と消滅とは真我と異なることを知る賢者は、憂えることがない（6節）。諸感覚器官の上に意思（マナス）がある。この意思より上に理智があり、この理智を超えて大いなる真我があり、この大いなる真我の上に未顕現なるもの（アヴィヤクタ／根本自性／訳注：物質の根源）がある（7節）。未顕現なるものの上に、万所に遍在し個別性を持たぬ神我（プルシャ）がある。この神我を知る者は解脱して、不死の境地に至る（8節）。神我の姿形を見ることはできない。誰も肉眼を持って神我を見ることはできない。ただ心臓（フリダヤ）と智慧（マニーシャ）と意思（マナス）とにより神我を悟る者が、不死となる（9節）。意思（マナス）と共に五つの知覚器官（インドゥリヤ）がその働らきを停止し、理智（ブッディー）が働らかなくなった時、これが至上の道（パラマーム・ガーティム）だと呼ばれている（10節）。斯くの如く諸感覚器官の働らきをしっかりと制御することが、ヨーガであると言われている。この時行者は注意深くあらねばならない。それというのもヨーガは（この世を）生じさせ、或いは消滅させるからである（11節）。神我には言葉によっても、意思によっても、視覚によっても到達できない。ただ「神我は存在する」と語る導師の教導の他に、如何にして悟り得るであろうか？（12節）

（カタ・ウパニシャッド第6章6節〜12節）

下って西暦14世紀、聖師シャンカラがインドに残された4つのアシュラム／修道院の一つ、南インドのシュリンゲリの地にある修道院長としてシャンカラ職を務めたヴィドゥ

1部　ヨーガ療法理論

　ヤランヤ大師の著「パンチャダシ」の第1章冒頭部分も以下の様な書き出しになっています。ヨーガとヴェーダーンタ／ウパニシャッドの教えを中世にあって再興させたアディー（初代）・シャンカラ・アチャルヤ（阿闍梨）大師を讃える語から以下の様に始まっています。

　我が導師、シュリ・シャンカラナンダ師の足下にひれ伏し奉る。導師こそ無智という怪物と、それから生じてくる俗世という結果を、実に容易にかみくだいてしまう御方なり（1節）。この書は、導師の足下にひれ伏し、礼拝できるような心清き者に対して、真理（絶対者ブラーフマン）をわかりやすく説こうとするものである（2節）
（ヴィドゥヤランヤ著パンチャダシ第1章1節〜2節）

　以上の如く、伝統的ヨーガでは、絶対的不動の存在である真我／絶対者ブラーフマン／純粋意識／宇宙意識／永遠の真理等々と称される存在にこそ、私たちの立ち位置を定めろと古の昔から説き続けているのですが、ヨーガ療法においてもこの境地にあることを常に求めてヨーガ療法の指導と実習がなされるのです。
　それでは以下にヨーガ療法士が指導する、その具体的実習方法の幾つかを紹介致します。実際のヨーガ療法実習の際には、一般社団法人日本ヨーガ療法学会認定ヨーガ療法士の指導を受けてからお始めください。

2部
ヨーガ療法実習

社会的自己制御不能に対するヨーガ療法実習

空気が読めない症候群

　心身医学では「失社会症」とでも呼べる症状を持った人々が増えています。

　これら失社会症の人々は、例えば各種人格障害等の精神疾患を患っている人々もいるでしょうし、そこまでの重篤な疾患でなくても、他人との人間関係が上手く築けない「空気が読めない症候群」の人たちもいるでしょう。しかし、この社会は健やかな人間関係で成り立っています。親子、兄弟姉妹、夫婦、友人知人、町内、仕事、職場での人間関係等々です。

　伝統的ヨーガ行法においても、こうした対社会次元での修行をまず第一に挙げて、自己制御に努めるようにと言っています。それがラージャ・ヨーガの8部門の修行体系中のヤーマ（禁戒）とニヤーマ（勧戒）です。

　この部分のヨーガ実習法をヨーガ療法実習として採用するのが、この「社会的自己制御不能に対するヨーガ療法実習」です。

今、ここの自分を知る

　ところで、あなたの人生における目的地はどこに設定していますか？ 衣食住に関係する目的地でしょうか？ それとも、もっと精神的で宗教的な目的地でしょうか？ そして、そこに至る途上でたどる道と道しるべを、あなたは読み取ることができるでしょうか？ 自分が進む方向を教えてくれるコンパスはお持ちでしょうか？ この人生の旅は山歩きと同じであることは本書の前の方にも書いています。私たちはコンパスと地図を持っていなければなりません。しかし、それだけでは目的地に向かって山岳地帯を歩き回られません。

　まず最初に知っておかねばならない重要な事があります。今日一日だけが人生だと言われますが、今日一日の人生を上手に生きるには、勿論、今日の目的地と進むべき方向を知るコンパスは大事です。しかし、それ以上に今日一日の毎瞬間毎に知っていなければならないことがあります。このことが分かっていないと、地図もコンパスも全く役立たなくなってしまうのです。それは、今この時点での自分の現在地です。「今の自分」です。自分が今している事です。自分がしている行動、話している言葉、考えている思い、これが「自分の現在地」です。そこから次の一秒間を私たちは生きるのです。そこから次の時間の人生を生きるのです。この今の自分に関する情報がないと「自分を見失います」「我を忘れてしまいます」「自分が分からなくなります」「空気が読めないと言われます」。「今の自分」が分からないと次の瞬間の人生を上手に生きられないのです。これが私たちの日常生活です。これが人生です。これは俗世で生きる私たちでも、ヒマラヤで生きるヨーガ行者でも同じ事です。「今の自分」が分からな

いと次に繰り出す一歩が危うくなるのです。間違った道に迷い込みます。伝統的ラージャ・ヨーガではこの毎瞬間毎の自分を知る方法を以下の様に8部門に次元を分けて教えています。

　第1部門のヤーマ（禁戒）は禁止事項です。具体的には他人に迷惑をかけていないか、嘘を言ってはいないか、盗んではいないか、性欲がみだらでないか、物を貪っていないか。
　第2部門のニヤーマ（勧戒）はお勧め事項であり、物と言葉と心（身口意）の次元で清浄であるか、身口意の次元で常に足るを知っているか、万事に努力しているか、聖典を良く学んで生きる指針を得ているか、神様を信仰して、その天の配慮、神様のお導きに「人間万事塞翁が馬」の如くに従っているか、という内容です。

伝統的なヨーガの瞑想法

　こうした徳目を守る事でかえって私たちは、この社会でも自分の立ち位置が良く分かり、社会生活を上手に送れるようになれるのですが、反対に心身医学でいう「失社会症」になっていると、いわゆる空気が読めない人物として社会から浮いた存在になり、自分自身も周囲から強いストレスを受けざるを得なくなります。残念なことに、各種の人格障害を発症させたり、犯罪まで犯す人も出てくるのが、現代のストレス社会です。ヨーガの智慧でこうした社会的自己制御不能に対応して行くのが、ヨーガ療法のまず第一の部門になっています。この失社会症に対するヨーガ療法実習は「内省」という現時点の自分を知る瞑想法です。それは、本書の第1部4章で説明した、以下の4段階の伝統的瞑想法を使うのです。
1　聴聞(ちょうもん／シュラヴァナ)
2　熟考(じゅっこう／マナナ)
3　深い瞑想(ニディディヤーサナ)
4　悟り(ギヤーナ)

　そして、この対社会次元での自己制御を最初に実習するには、対社会における禁止（禁戒）とお勧めの事項（勧戒）を良く聴く聴聞（シュラヴァナ）がそれに当たります。即ち、自分が他人に迷惑をかけていないか、嘘を言っていないか、盗んでないか等、また足るを知って生きているか、額に汗して努力しているかどうか等々の教えをいつも耳にし、自分でも自分に言い聞かせるのです。更に、これらの課題を持って自分を調べる熟考（マナナ）の瞑想を日々実習し、その上でヨーガ療法士のカウンセリングを受けるのです。
　例えばヨーガ療法士は以下のような聴聞をクライアントに課します。但し、ヨーガ療法指導現場では、このような直接的な指導をしない場合もあります。ここではあくまでも指導の指針を示すために、聴聞（シュラヴァナ）の内容を記したまでと考えてください。あなたの場合の、あなた独自に必要な具体的瞑想法がありますから、必ずお近くの一般社団法人日本ヨーガ療法学会認定のヨーガ療法士にご相談ください。

ヤーマ（禁戒）に関する4段階の瞑想テーマ

◎あなたの身近な人（親、兄弟、友人、知人等）にあなたが（10歳代、20歳代、最近、昨日等に）迷惑をかけていないか？

◎物の次元で偽物を使うなど嘘に関係しなかったか？　言葉で嘘を言わなかったか？　心の中で嘘を思っていなかったか？

◎物を盗まなかったか？　盗みの言葉を言わなかったか？　自分のものでないものを欲しく思わなかったか？

◎性的な貪りにふけらなかったか？

◎物心ともの貪りの生き方をして、自分に不要な物まで欲しがっていなかったか？

ニヤーマ（勧戒）に関する4段階の瞑想テーマ

◎清潔な生活を送るようにしているか？　きれいな言葉を話しているか？　きれいな心をもつようにしているか？

◎物や心の次元で努力を惜しまずに生きているか？

◎物や心の次元で感謝と満足の生き方をしているか？

◎聖典をよく学んで、生き方の指針を身につけようとしているか？

◎天の配慮、神の恩寵に感謝して生きているか？

　以上のような主題（テーマ）を自分の社会生活に照らし合わせて、社会的な調和を上手に造り上げているかどうかを、伝統的ヨーガではヨーガ行者に日々良く身調べするようにと言っているのです。そして現代の私たちヨーガ療法関係者も、自分の生き方は勿論、ヨーガの生徒さん、ヨーガ療法を実習する皆さんにも、この主題の瞑想を課しています。そうすることが、上手に健やかに社会と調和した生活を送れるからです。これは世界中どこの国の社会であっても、上記の規範は使えますから、こうした瞑想テーマをインドでは「サナータナ・ダルマ（普遍の真理）」とも呼んでいます。いつの世でもどこの社会においても大切に守るべき普遍的な理法（真理／ダルマ）だと言うのです。ヨーガ療法を実習しようとする読者の皆さんも、是非、この普遍的な真理の瞑想を日々実習して、健やかな社会生活を全うしてください。また、この種の瞑想を実習する時は、お近くの一般社団法人日本ヨーガ療法学会認定のヨーガ療法士にご相談ください。

肉体的・感覚的自己制御不能に対するヨーガ療法実習

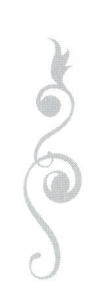

　ここでは自分自身の肉体に関する自己制御法を説明します。それというのも、内科疾患である心身症の場合も失体感になっていると言われていますし、また、種々の精神疾患の場合も、自分の肉体を上手に制御して生きることが要求されているからです。先にも書きましたが、山歩きと同じでコンパスと地図を持っているだけでは、自由に山は歩けません。自分の現在地、この次元では自分の今の肉体状況、肉体から発せられる反応を良く知っている必要があるのです。

　その為にはどうしたら良いのでしょうか？伝統的ヨーガでは、肉体に各種のストレスをかけては、そのストレスから生じて来る反応／リアクションを行者は自覚して、その時々の肉体状態を悟る方法が考案されています。それがヨーガの体操（アーサナ）、呼吸法（プラーナーヤーマ）、そして制感行法（プラーティヤーハーラ）です。この伝統的ヨーガ行法を健康促進の為の自己認知法として簡素化し、自己制御不能に陥っている人々に教えるのがヨーガ療法です。現代社会では外界のめまぐるしい変化に自分を振り返る間もなく引きずられ、翻弄されて毎日を生きてゆかねばなりませんから、自分の肉体の反応、感覚の反応が分からなくなっています。それが心身医学で言う「失体感症」です。この失体感症に対応できるのが、ヨーガ療法なのです。自分の肉体に各種のストレスをかけて、その生体内からのリアクションを自分で意識化し、悟るのです。現代医学的には、この手法はバイオフィードバック法と呼ばれていますが、伝統的には4000年以上前からこのバイオフィードバック法の智慧をヨーガ行者は身につけてきています。このヨーガ・バイオフィードバック法での肉体からの反応を表示するモニターは全身の筋肉、血流、血圧、神経作用等々です。反応を認知し分析するコンピューターは、スーパー・コンピューターなどその足下にも寄せ付けない、私たちの脳です。これら肉体中の各種生理反応を私たちの脳が認知して、例えば筋緊張とリラックスを良く認知できるようになれば、失体感は克服できますし、私たちの緊張と弛緩を司る自律神経系を自由に操

作できる能力も私たちは身につけられます。その結果、私たちの内分泌系や免疫系、それに感情の制御も自在にできるようになります。こうした訓練法が、本章で説くヨーガ療法の各種肉体操作実習法になっているのです。

また、このヨーガ・バイオフィードバック法における肉体へのストレスのかけ方は、伝統的には筋肉にアイソメトリック（Isometric）なストレスをかける手法が採用されて来ています。伝統的ヨーガのアーサナ／体位法は、筋肉を何回も屈伸させる負荷のかけ方ではなくて、筋肉を一定の長さに保ちつつ負荷をかける等尺運動になっています。この負荷のかけ方も無理なく実習者に指導するのがヨーガ療法なのですが、こうした等尺（アイソメトリック）運動を採用することでヨーガ行者たちは、強靭な筋組織を身につけるだけでなく、何歳になっても体を若々しく保つ成長ホルモンを体内から上手に分泌させ続けて、そのアンチエイジングの効果を得て驚異的な長寿さえ自分のものにしているのです。例えば私の直接の導師スワミ・ヨーゲシュワラナンダ大師様は100歳の天寿を全うしましたし、先々代の導師スワミ・アートマナンダ大師様は200歳か300歳に見える行者であったと、我が師は私たちに語っておりました。

近年、遺伝子研究の中でも特に長寿遺伝子Sir2遺伝子を発現させて長生きするには、以下の3つの条件①軽い運動、②少食、③喜んでストレスを引き受ける、主体的ストレス処理を実践することと言われていますし、心身の老化が進んでも認知症等の脳の老化を進ませないようにするには①野菜食中心の老化予防食、②アイソメトリック法による筋力強化、③意識化による脳トレ、④緊張と弛緩の意識化、と言われています（ヴィンセント・フォーテネイス著、「認知症にならないための決定的予防法」河出書房新社2010年）。

いずれにしても、本章で解説される等尺／アイソメトリック運動等ヨーガ療法の各種技法に長寿健康の鍵があると思われますので、その実習方法もここでは簡単に解説します。具体的な指導を受けたい人は、お近くの一般社団法人日本ヨーガ療法学会認定ヨーガ療法士にご連絡ください。動きの全ては閉眼で体の動きと体からの反応を良く意識化して、心身反応を悟るようにして下さい。

1　肉体次元のバイオフィードバック法

① ブリージング・エクササイズ

　ここでは伝統的ヨーガ行法から考え出されたヨーガ療法実技を紹介致します。特にこのブリージング・エクササイズは、肉体の動きと呼吸とを連動させて実習しますので、自律神経系の働きを交感神経優位から副交感神経優位へと、自在に制御することが可能になるのです。ここでは閉眼して実習しますが、そうすることで「今・ここ」の自分の心身状況が良く分かるバイオフィードバック法にもなるからです。各種心身症やパニック発作やうつ症状に悩む人々は、「今・ここ」の心身状態を自覚できないでいると言われています。こうした心の傾向に対してブリージング・エクササイズ等ヨーガ療法技法は、「今・ここ」の心身状態を良く知る助けになるのです。

　また本項では、筋肉にアイソメトリック／等尺運動の負荷をかける技法も紹介します。伝統的ヨーガ行者たちは厳しいヒマラヤの冬を小さな洞窟という狭い居住空間にあって、登山家も歩かない険しい山岳地帯を闊歩する足腰の強靱さを維持させます。それには例えば、バーベルを上下させるような運動や、リラックスして筋肉をストレッチする動きをして強靱さを身につけるわけではありません。アーサナと呼ばれるポーズ／姿勢を保ちつつ、アイソメトリック／等尺運度の負荷を体の筋肉にかけているのです。こうした等尺運動の負荷が筋力を高め、筋肥大もさせることは運動生理学でも明らかにされていますが、そればかりでなく若さをもたらすヒト成長ホルモンの分泌や、更には男性・女性ホルモン、副腎皮質ホルモン等々50種類ものホルモンへと変化する副腎ホルモンまでが良く分泌されることも分かっています。その結果、ヨーガ行者には、免疫力の維持と強化、細胞再生能力の活性化、肌のはり、記憶力改善、性機能の維持と改善、抗うつ等々アンチエイジングの変化が生じます。ヨーガ療法実習の際は、認定ヨーガ療法士の指示に従って実習してください。

ハンズ・イン&アウト・ブリージング

両脚をそろえて閉眼して立つ①。閉眼して両腕を伸ばしたまま胸の前で手の平同士をあわせ②、吸息しながら両腕を左右に広げる③。左右に両腕を広げ1秒間ほど止息し、次に（有音か無音で）呼息しながら両腕を閉じて両手の平を合わせてゆく。この動きを数ラウンド繰り返す。常に肉体からの反応を意識化しておく。

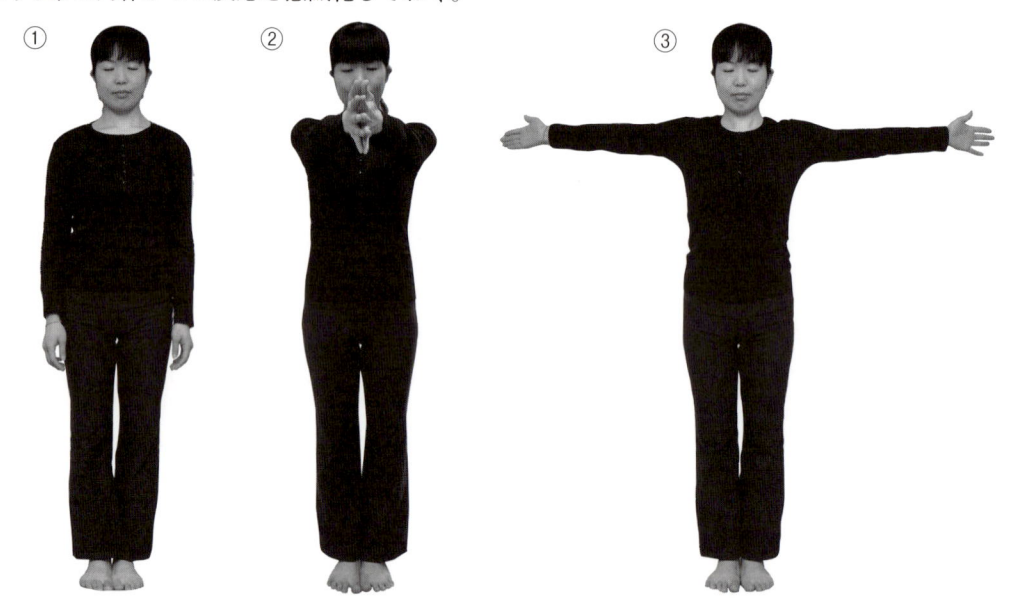

アイソメトリック負荷

閉眼して両腕を伸ばしたまま胸の前で手の平同士を左右にあわせ、（有音か無音で）呼息しながら両手の平で押し合う①。或いは、手首を上下に重ねて手の平同士を合わせ、（有音か無音で）呼息しながら両手の平を押し合う②。

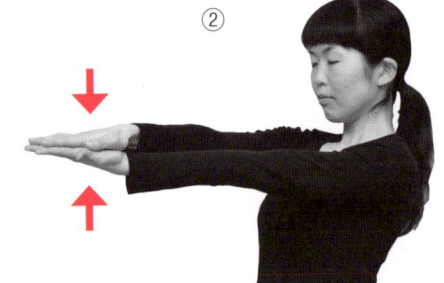

肉体的・感覚的自己制御不能に対するヨーガ療法実習●肉体次元のバイオフィードバック法
1　ブリージング・エクササイズ

ハンズ・ストレッチ・ブリージング

両手の指を組んで両手の平を胸につけておき①、吸息しながら両手の平を外に向けつつ体の前方へ両腕を伸ばしてゆく。両腕を伸ばし終わったならば1秒間ほどの止息後に②（有音か無音で）呼息しながら再び胸の上に両手の平をもどす。1秒間ほどの止息後に体の意識化をしつつ、あと数ラウンド繰り返してから休む。胸前45度上③と頭上④とでも、同じ動作を繰り返す。

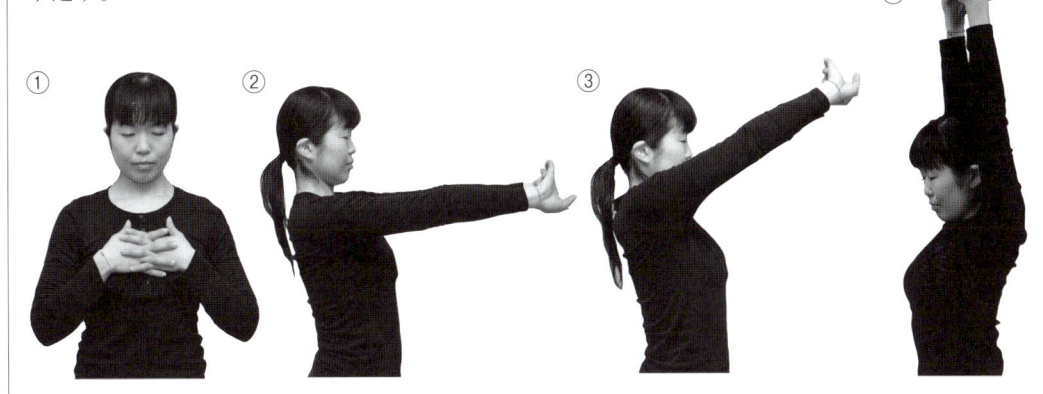

アイソメトリック負荷

両肘を曲げて両手の平を胸の前で前後に合わせておき①、（有音か無音で）呼息しながら手の平同士で前後に押し合う②。呼息し終わったならば力を抜いて吸息し、あと数ラウンド繰り返してから両腕をおろして休む。胸前45度上③と頭上④とでも、同じ動作を繰り返す。

39

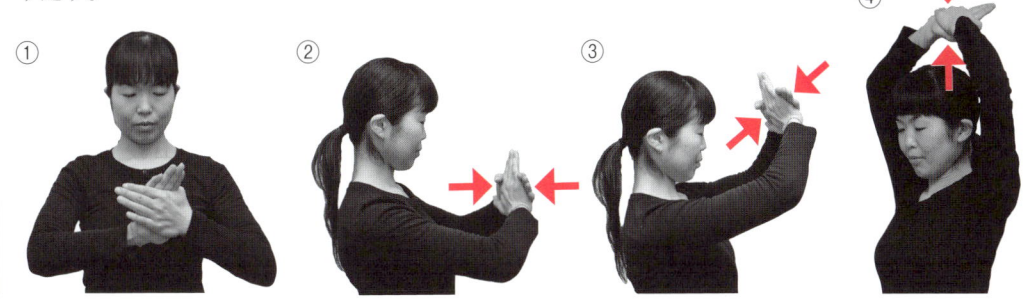

アンクル・ストレッチ・ブリージング

両脚をそろえて閉眼して立つ①。吸息しつつ両腕を伸ばしたまま頭上に上げてゆき②、両かかとも上げてゆく③。吸息後つま先立ちで1秒間止息してから、（有音か無音で）呼息しつつ両腕と両かかとを下ろす。この動きを数ラウンド繰り返してから休む。

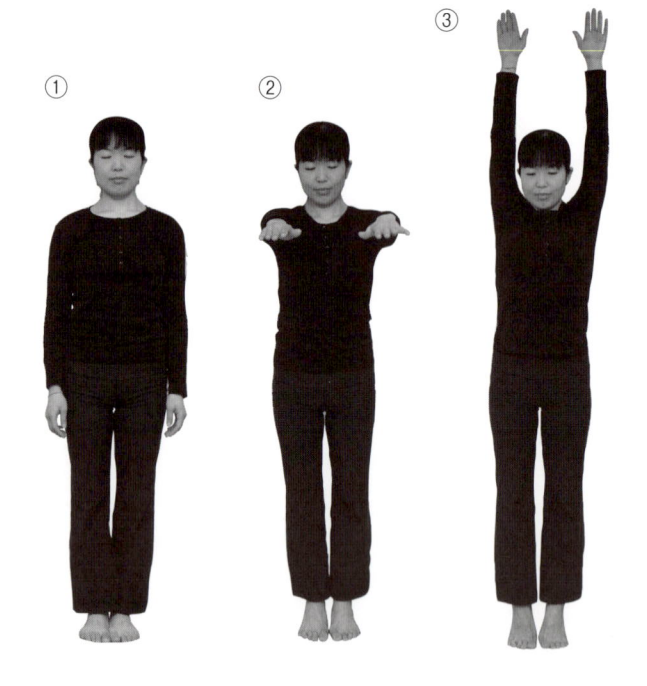

アイソメトリック負荷

両腕を伸ばして下ろし、一度吸息してから（有音か無音で）呼息しつつ合わせた手の甲と手の平で押し合い、両かかとも上げてゆく①。呼息後つま先立ちで1秒間止息してから、一度吸息してから、呼息しつつ両腕の力を抜き両かかとを下ろす。手の平と甲との合わせ方を変えつつこの動きを数ラウンド繰り返してから休む。胸正面②と頭上③とで両腕を伸ばしたまま、同じ動作を繰り返す。

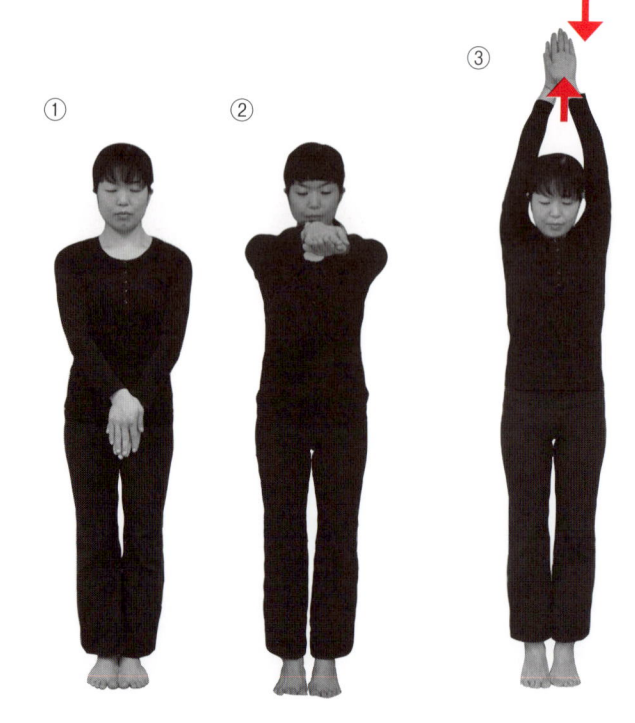

タイガー・ブリージング

床の上に四つん這いの姿勢になり①、両肩と尻の位置は動かさずに吸息しつつ頭を上げて胴体を反らせる②。胴体を反りきらせた位置で1秒間ほど止息してから（有音か無音で）呼息しつつ背中を丸めてゆき、背中を丸めきった位置で1秒間止息した後に③、この動きをあと数ラウンド繰り返してから正座で休む。

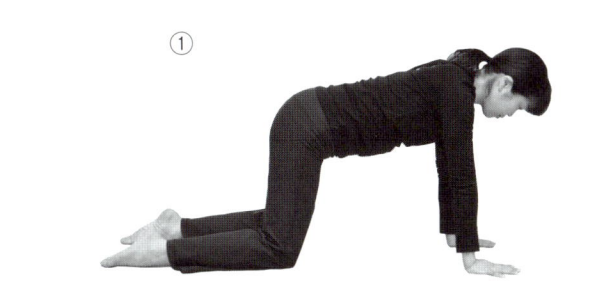

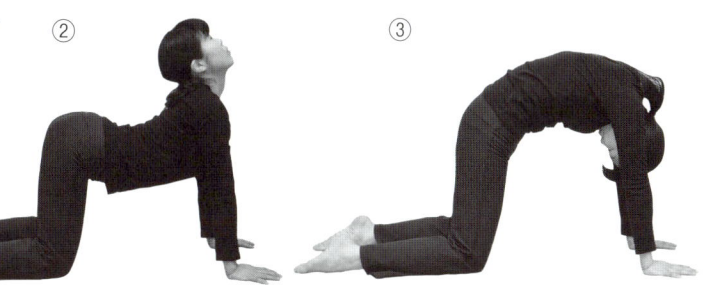

アイソメトリック負荷

床の上に四つん這いの姿勢になり両足首を上下に重ねておく。片手の平を後頭部に当て、（有音か無音で）呼息しつつ頭と手の平で押し合い、両足首も上下に押し合う。吸息しつつ力を抜き、この動作を数ラウンド繰り返す。その後に足首の上下を変え、後頭部の手の平も変えて、同じ動作を繰り返してから正座で休む。（背中は丸めるか伸ばしておく）

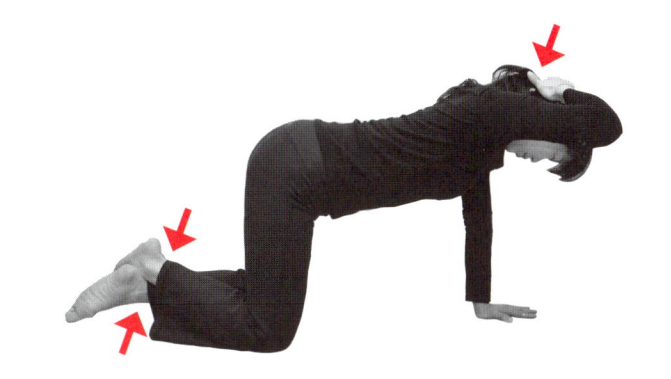

シャシャンカ・アーサナ・ブリージング

正座になって背中に両腕をまわして左手で右手首をつかみ①、(有音か無音で)呼息しつつ上体を倒してゆく。呼息し終わり額が最も下におりたら1秒間止息し②、その後に吸息しながら上体を起こす。手を放して両手の平をももの上にもどし、続いてこの動作を数ラウンド繰り返す。

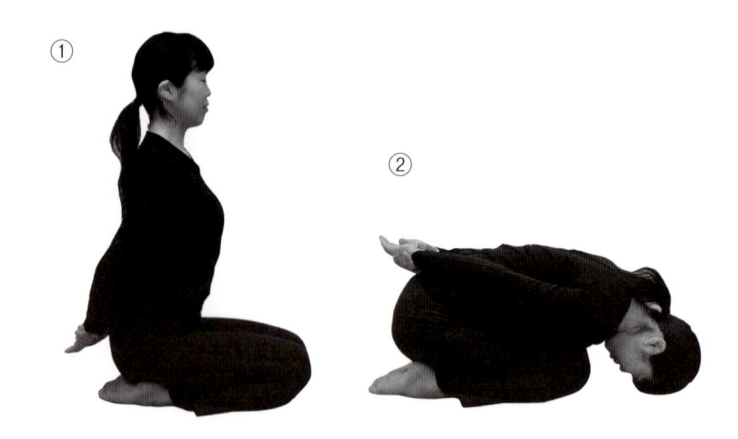

アイソメトリック負荷

正座になって背中に両腕をまわして両手の指をからませ、両腕に力を入れて伸ばし①、(有音か無音で)呼息しつつ上体を倒してゆく。呼息し終わり額が最も下におりたら1秒間止息し②、その後に吸息しながら両腕に力を入れて伸ばしたまま上体を起こす。胸を張るようにして吸息し終えたら、両手の指を放して両手の平をももの上にもどし、続いてこの動作を数ラウンド繰り返す。

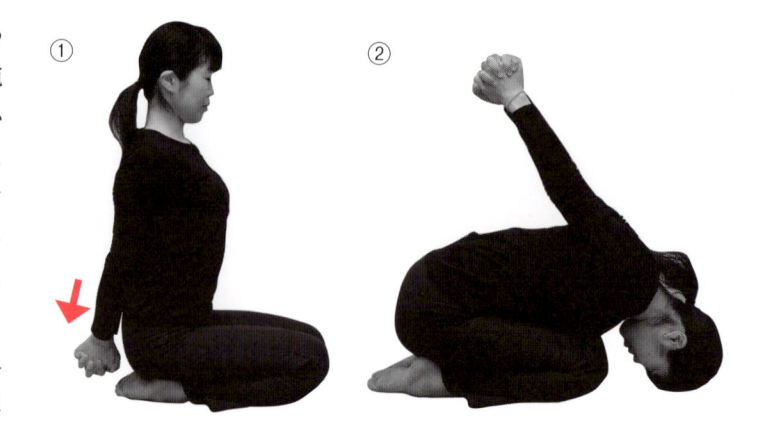

肉体的・感覚的自己制御不能に対するヨーガ療法実習●肉体次元のバイオフィードバック法

1　ブリージング・エクササイズ

ストレイト・レッグ・レイジング・ブリージング

仰向けに寝てから両脚をそろえ、両腕は体側につけておく①。吸息しつつ片脚を上げてゆき、上がりきったならば1秒間止息した後に②（有音か無音で）呼息しながら脚を床まで降ろす。その後に反対の脚も同様に呼吸と連動させながら上下させる。これを数ラウンド続けた後に休む。（両脚同時の動きか、椅子に座ったままでも実習する）③。

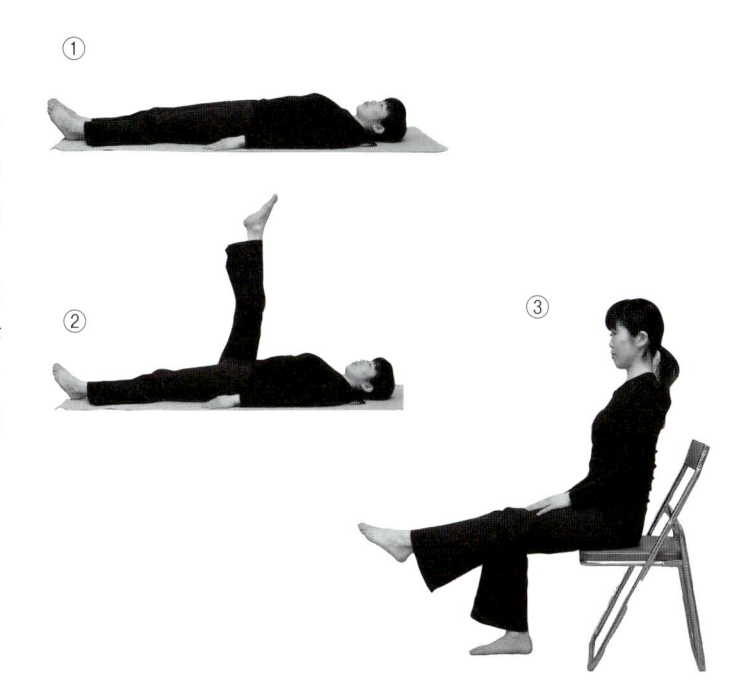

アイソメトリック負荷

仰向けに寝てから両脚をそろえて両足首を上下に重ねておく。（有音か無音で）呼息しつつ上下に両脚で押し合う①。その後に吸息しながら両脚の力を抜き、この動きを数ラウンド続けた後に両脚を解いて伸ばして休む。その後に足首の上下を変えて同じく実習する（椅子に座ったままでも実習する）②。

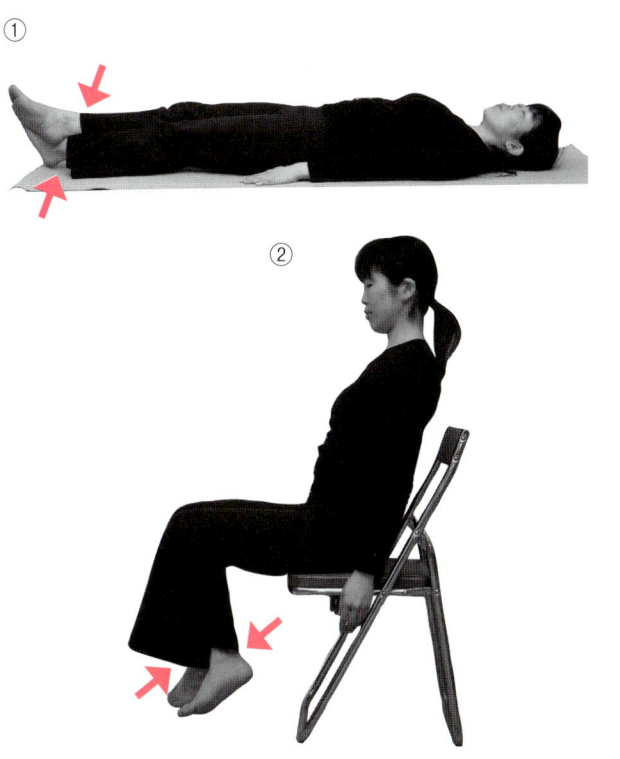

43

セツバンダ・アーサナ・ブリージング

両膝を立て、両腕は体側につけておく①。吸息しながら腰を上えにあげてゆく。上がりきった位置で1秒間止息し②、続いて（有音か無音で）呼息しながら腰を床の上までおろす。腰が下りたならば、1秒間止息してから再び同じ要領であと数ラウンド腰を上げ下げし、その後に休む。

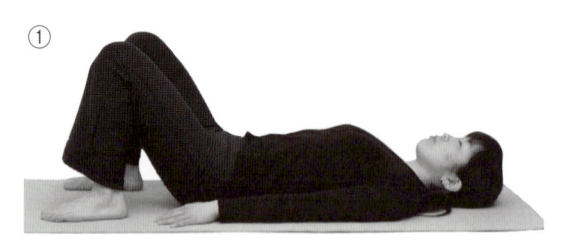

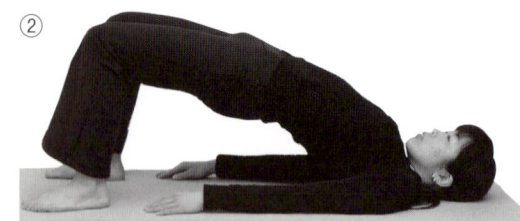

①

②

アイソメトリック負荷

両膝を立て、腰を床から少し浮かせて両手で腰骨をつかんでおく。（有音か無音で）呼息しながら腰を上げようとし、両手で腰骨を押し下げようとする。続いて吸息しながら腰の力を抜き再び同じ要領であと数ラウンド腰と両手で押し合い、その後にシャヴァ・アーサナで休む。

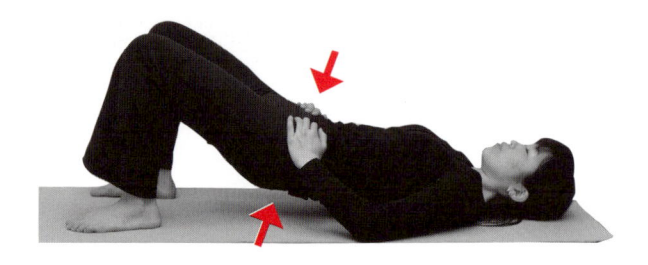

ナーヴァ・アーサナ・ブリージング

仰臥位で両腕を体側に置くか、頭上の床にあげ、吸息しつつ上体と両腕と両脚を床から30cmほど上げ、（有音か無音で）呼息しつつ上体と両腕と両脚を下ろす。同じ動作を数ラウンド繰り返してからシャヴァ・アーサナで休む。

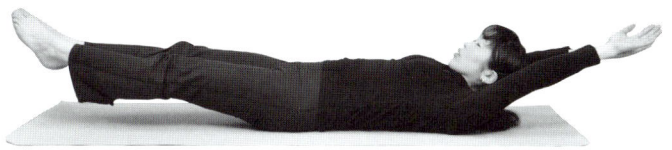

シャラブ・アーサナ・ブリージング

マカラ・アーサナ（うつ伏せの休息姿勢）で両目を閉じ、両腕は体側に付けて両脚はそろえて伸ばし、吸息しながら片脚のつま先を床から50cmほど上げる①。その位置で1秒間止息してから、（有音か無音で）呼息しつつ脚を下ろす。直ぐに反対の脚も同じ要領で上げ下げする。この左右の脚の上下運動を数ラウンド行ってからシャヴァ・アーサナで休む。両腕で床を押しながら両脚でも同じ動作を数ランド繰り返す②。

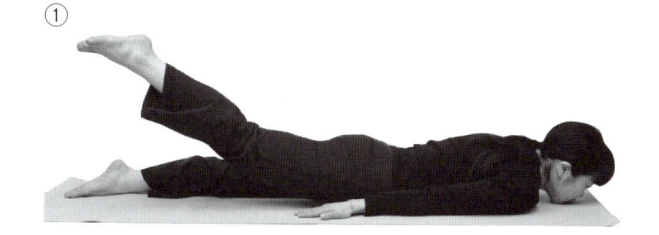

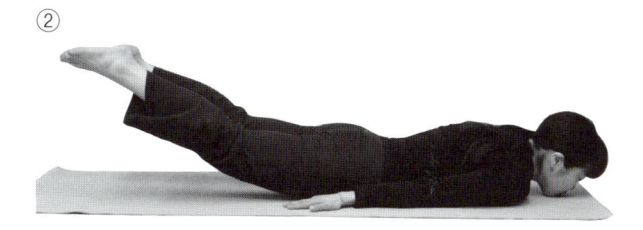

アイソメトリック負荷

上半身はマカラ・アーサナ（うつ伏せの休息姿勢）になり、両脚の足首を上下に重ね、呼息か発声（有音・無音）しながら両脚を上下に押し合う。吸息しつつ脚の力を抜き、直ぐに足首の上下を変えてこの動作を数ラウンド繰り返してから休む。

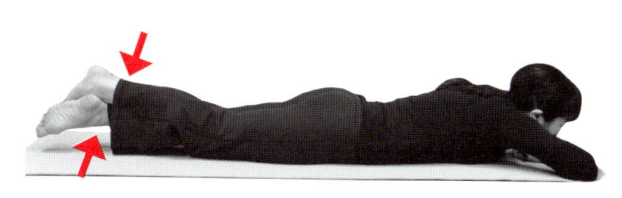

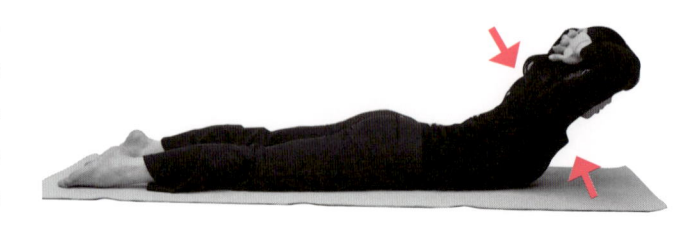

ブジャング・アーサナ・ブリージング

マカラ・アーサナ（うつ伏せの休息姿勢）で両目を閉じ、両手の平を耳の横の床につけ両前腕も床につけ、吸息しながら両手の平と両肘で①、或いは両手の平だけで床を押し②、上体を床から起こし、（有音か無音で）呼息しながら上体と両腕を床に下ろす。この動きを数ラウンド繰り返してから休む。

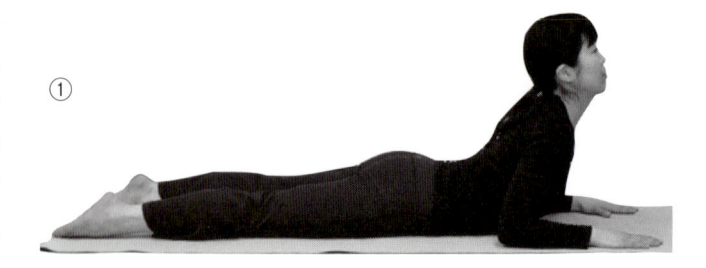

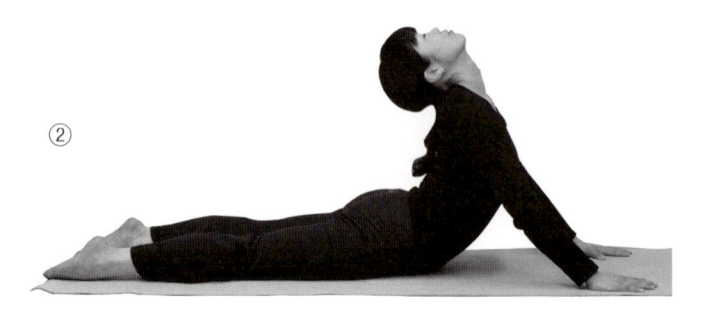

①

②

アイソメトリック負荷

うつ伏せのマカラ・アーサナから両脚をそろえ、両手の平を後頭部に当てて全ての指を組み合わせ、一度吸息してから（有音か無音で）呼息しつつ上体を上げようとして両手の平で頭を押し下げ、吸息して上体と両腕の力を抜く。この動きを数ラウンド繰り返してから、マカラ・アーサナで休む。

トリコナ・アーサナ・ブリージング

立位のリラックス姿勢（シティラ・ターダ・アーサナ）から両脚を大きく広げ、吸息しながら両腕を水平に上げ①、（有音か無音で）呼息しながら右手を右膝／右足首に付けるように上体を横に倒す②。右手が右膝／右足首についたら吸息しながら上体と広げた両腕を再び元の位置までもどし（有音か無音で）呼息しながら両腕を下ろす。次いで再び吸息しながら両腕を水平に上げ、（有音か無音で）呼息しながら反対方向に同じ動作を繰り返し、体をもどしたらリラックス姿勢で休み、その後に以上の動きを数ラウンドくりかえす。

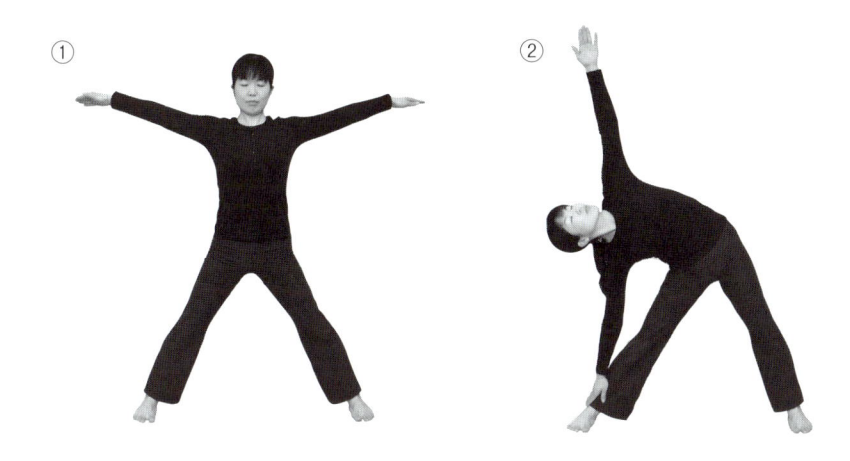

アイソメトリック負荷

両脚を大きく広げ、吸息しながら両腕を水平に上げ①、呼息しながら上体を右に倒し、右手で右足先をにぎる。この時右膝が曲がっても良い。次いで、自然に5呼吸する間右手先と右足先で互いに引き合いながら上体を横に倒しておく②。その5自然呼吸の後に、吸息しながら上体と広げた両腕を再び元の位置までもどし呼息しながら両腕を下ろす。次いで再び吸息しながら両腕を水平に上げ、呼息しながら反対方向に同じ動作を繰り返し、体をもどしたら立位のリラックス姿勢（シティラ・ターダ・アーサナ）で休み、その後に以上の動きを数ラウンドくりかえす。

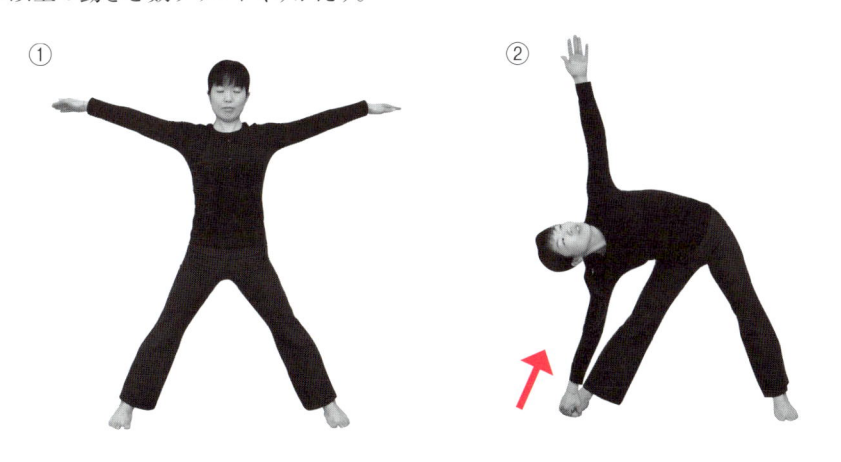

ニー・ストレッチ・ブリージング

両脚をそろえるか、離して立ち、両腕を前方に伸ばして床に水平に上げておき①、呼息か発声（有音・無音）しつつ両膝を曲げてしゃがみ、その位置で1秒間止息してから②、吸息しながら立ち上がり、呼息か発声（有音・無音）しつつ両腕も下ろす。この動きを数ラウンドゆっくりと繰り返してから休む。

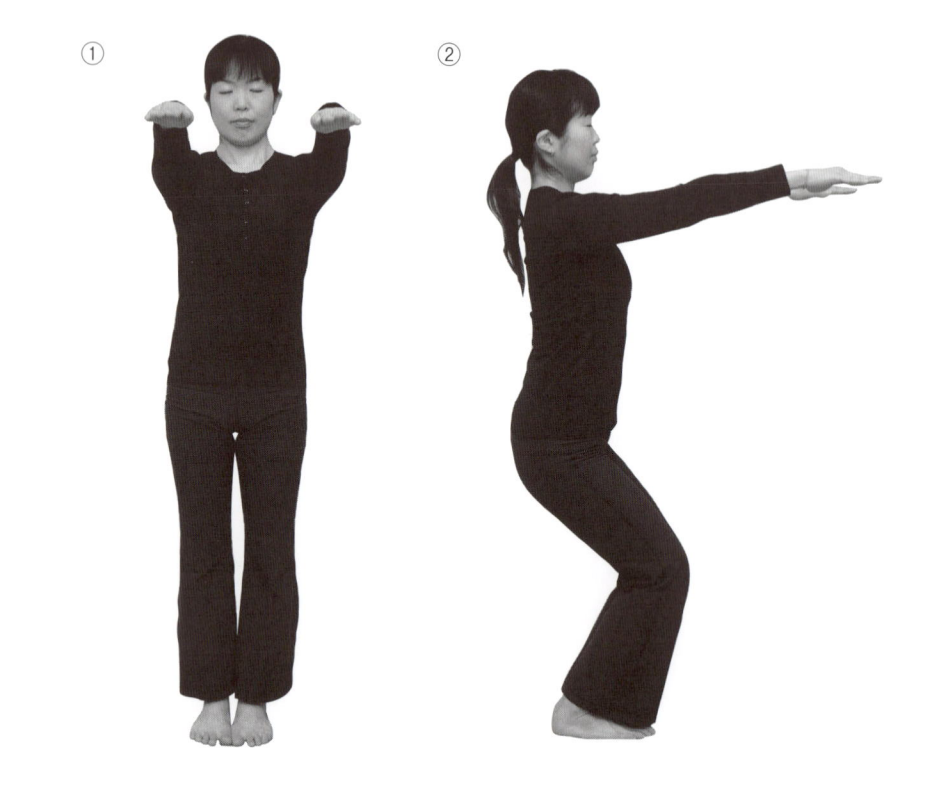

肉体的・感覚的自己制御不能に対するヨーガ療法実習 ●肉体次元のバイオフィードバック法
1 ブリージング・エクササイズ

パーダ・サムチャラナ・ブリージング

立位で両手を腰の後ろに当て、吸息しながら右脚を前に上げてゆき①、(有音か無音で) 呼息しながら右脚をもとの位置にもどす。次は吸息で右脚を後ろに上げて②(有音か無音で) 呼息しながらもどす。次は右脚を右真横に上げ③下げし、次いで左真横に上げ④下げする。次いで、左脚でも同じく動かしてから休む。この動きを数ラウンド繰り返す。

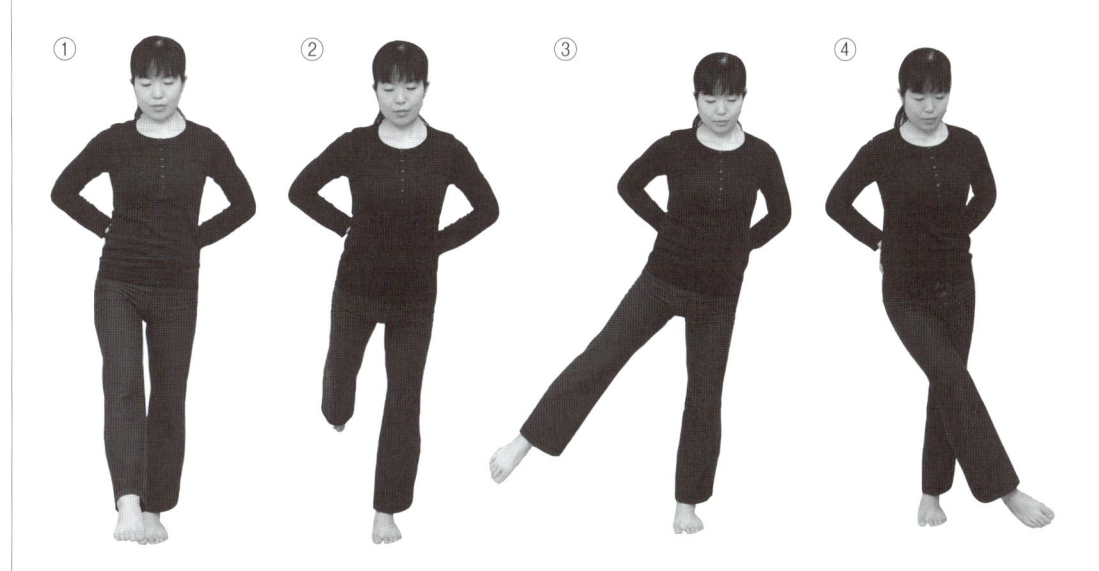

① ② ③ ④

アイソメトリック負荷

椅子に座って両足首を前後に重ねて、呼吸に合わせて足首同士で呼気か発声(有音・無音)しつつ押し合い、上記の4方向の動きをして負荷をかける。

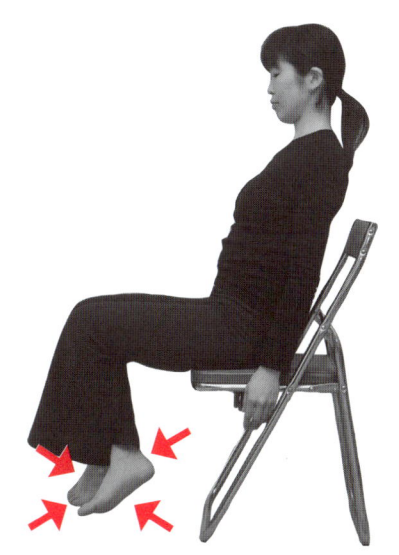

49

② スークシュマ・ヴィヤヤーマ（簡易体操）

　このスークシュマ・ヴィヤヤーマ（簡易体操）を実習する時も、出来るだけ閉眼して全ての動きを良く意識化し、筋肉の緊張／弛緩といった体内からの諸反応を良く悟ってください。また簡単にアイソメトリックな負荷をかける手法も説明いたします。呼息の際にはアウンの音をいずれかを有音か無音で発音することもあります。以上は認定ヨーガ療法士の指示に従って実習してください。

トウ・ベンディング

床の上に両脚を少し広げて座り、両手は後ろの床につく。両足のつま先を呼息か発声（有音・無音）に合わせて前にすぼめ①、吸息に合わせて指を開くようにして立てる②。この動きを数ラウンド繰り返したら休む。

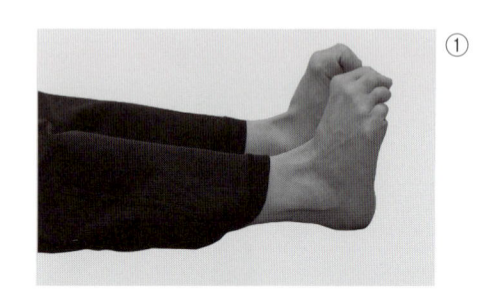

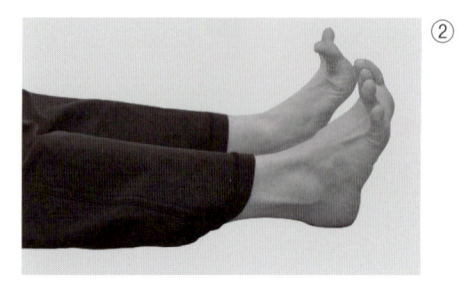

アイソメトリック負荷

右膝を立てて右手先で右足指を握り数ラウンドずつ呼息か発声（有音・無音）で押し合い、または引き合う。その後に休んで、左の足先と手先でも同じ動きを繰り返す。

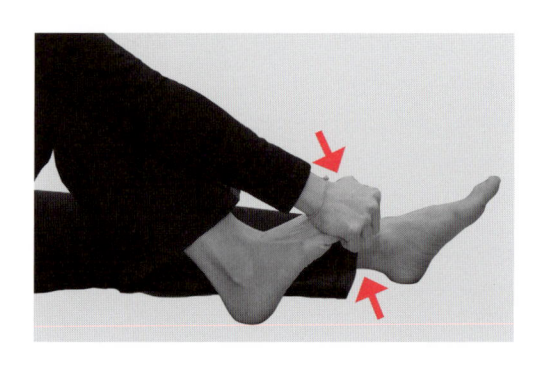

肉体的・感覚的自己制御不能に対するヨーガ療法実習●肉体次元のバイオフィードバック法
2　スークシュマ・ヴィヤヤーマ

アンクル・ベンディング

床の上に両脚を少し広げて座り、両手は後ろの床につく。両足先を呼息に合わせ前に倒し①、吸息しつつ後ろに引く②。この動きを数ラウンド繰り返す。

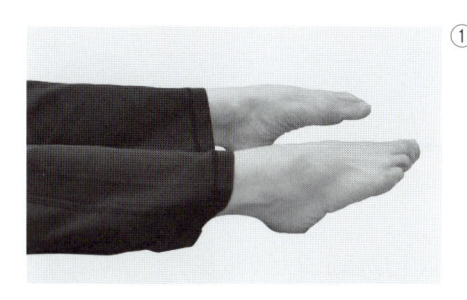

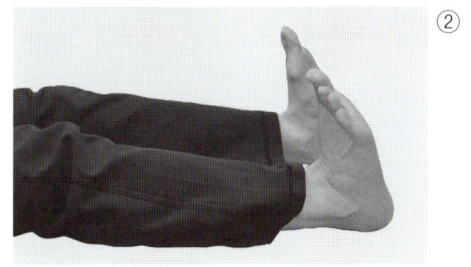

アイソメトリック負荷

右膝を立てて右手先と右足先とで数ラウンドずつ呼息か発声で（有音・無音）押し合い①、または引き合う②。その後に休んで、左の足先と手先でも同じ動きを繰り返し、その後に休む。

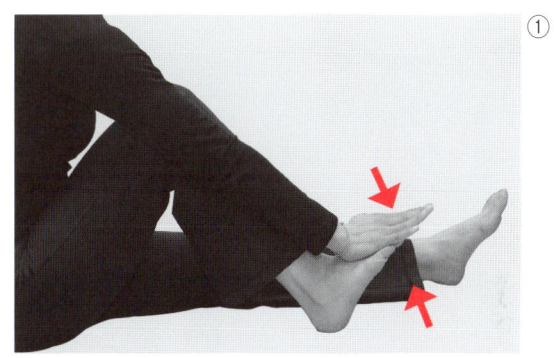

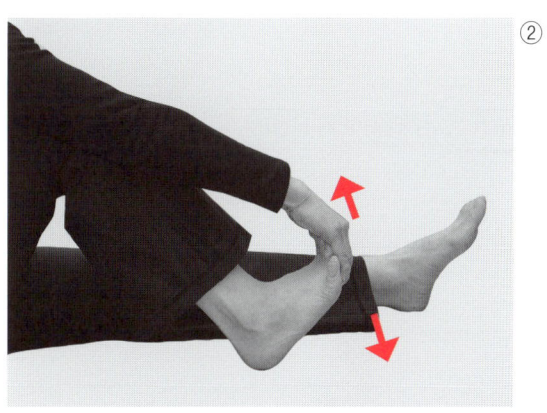

51

アンクル・クランク

両脚をそろえて座り、左のももの上にのせた右足首を左手で握り右手は右膝に当てておく。右つま先を呼吸か発声（有音・無音）に合わせて右回しと左回しに数ラウンドずつゆっくりとまわす。同じ動作を左足首を右ももの上にのせて繰り返し、その後に休む。

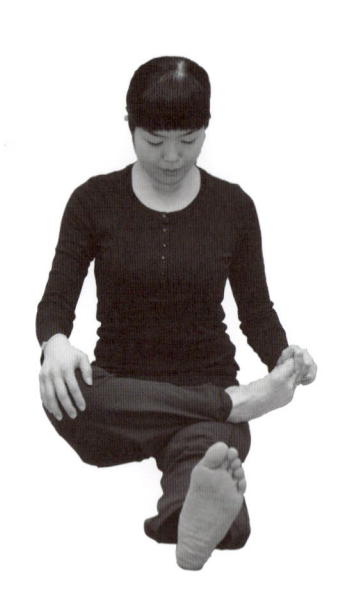

アイソメトリック負荷

両脚をそろえて座り、左のももの上にのせた右足首を左手で握り右手は右膝に当てておく。右つま先を呼吸か発声（有音・無音）に合わせて前後左右に動かし、その都度左手でその動きに対抗する負荷をかける。同じ動作を左足首を右ももの上にのせて繰り返し、その後に休む。

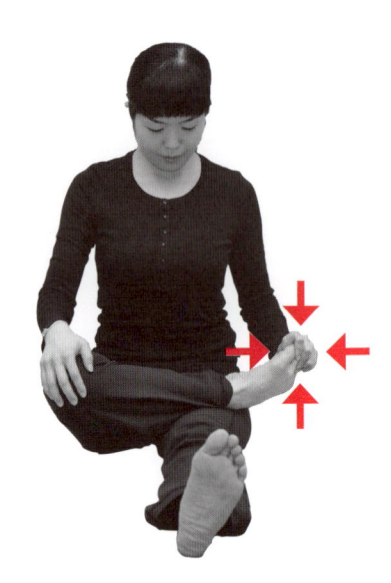

肉体的・感覚的自己制御不能に対するヨーガ療法実習●肉体次元のバイオフィードバック法

2　スークシュマ・ヴィヤヤーマ

ニー・クランク

座位で右膝を立て、両指をからませた両手の平を右ももの下にあてがい①、右足先で円を描くように呼吸に合わせて右回しと左回しに数ラウンド動かす②。次に脚と手を変えて同じ動きを繰り返し、その後に休む。

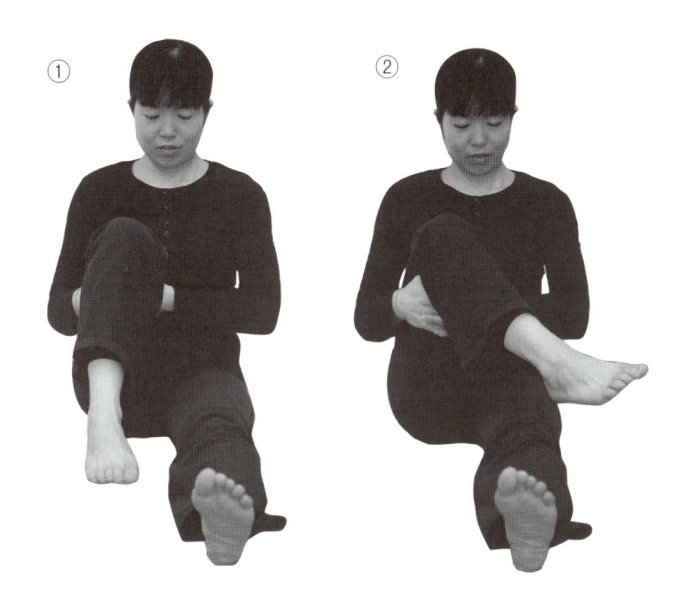

アイソメトリック負荷

座位で右膝を立て、両手の平を右足首にあてがい、呼息か発声（有音・無音）しながら共に右足首と両手の平で押し合い①、その後に両手の平と右足かかと上の部分と押し合う②。次いで、右足首と左手の平と呼息しつつ押し合い③、次に右足首と左手の平とで呼息しながら押し合って④から休む。次に足首と手とを変えて同じ動きを繰り返し、その後に休む。次は立てた膝と反対の手の平で、呼息しながら押し合う⑤か引き合う⑥。

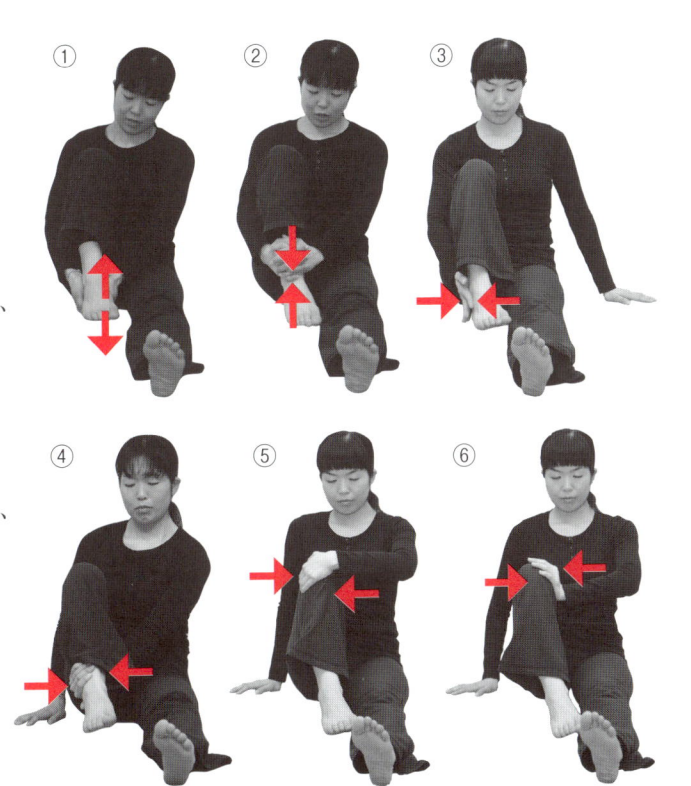

53

ヒップ・ローテーション

座位になって右膝を曲げ、右足首を左脚の付け根にのせ、右手は右人差し指を立てて右膝に当て左手で右つま先を握っておく①。呼吸と連動させて、両腕の力で立てた右人差し指と共に右膝が円を描くようにさせる②。数ラウンド回したら、手足を変えて同じ動きを繰り返し、その後に休む。

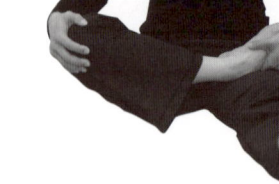

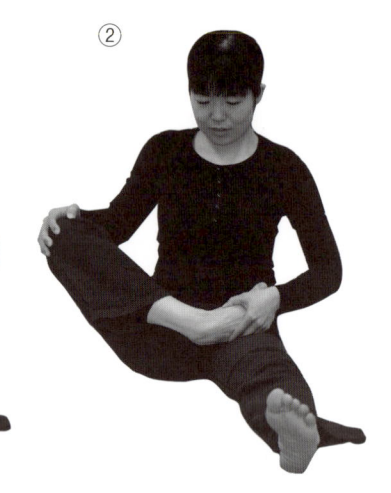

アイソメトリック負荷

座位になって右膝を曲げ、右足首を左脚の付け根にのせ、右手は右膝に当て左手で右つま先を握っておく。呼息か発声（有音・無音）で押し合い、吸息で力を抜き、右手の平と右膝とで上下①②前後③④に1ラウンドずつ押し合い、次に手足を変えて同じ動きを繰り返してから休む。

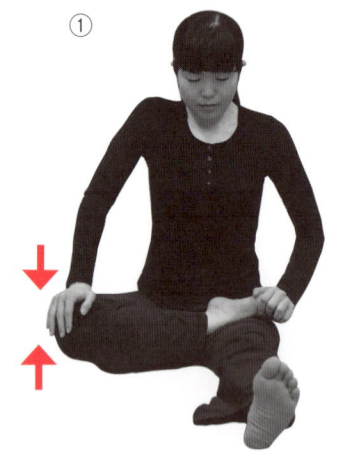

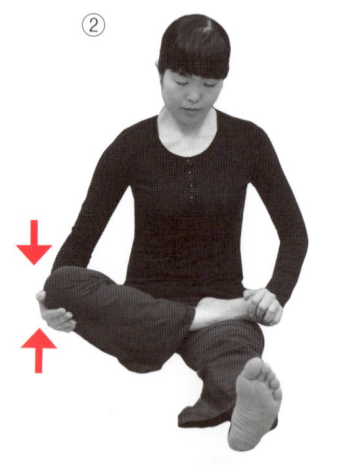

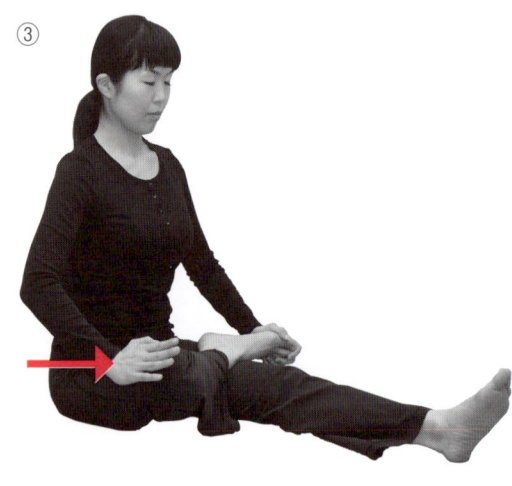

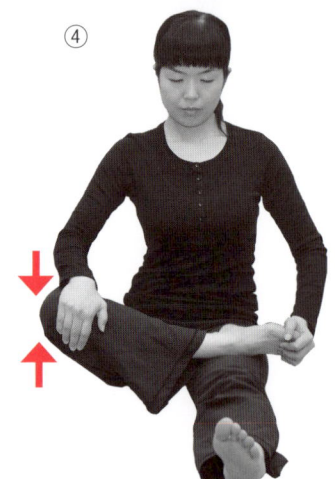

フル・バタフライ

両足の裏同士を合わせて床にすわり、両手は両つま先をにぎり①、呼吸と連動させて両膝を上下に数ラウンド上げ②下げしてから休む。

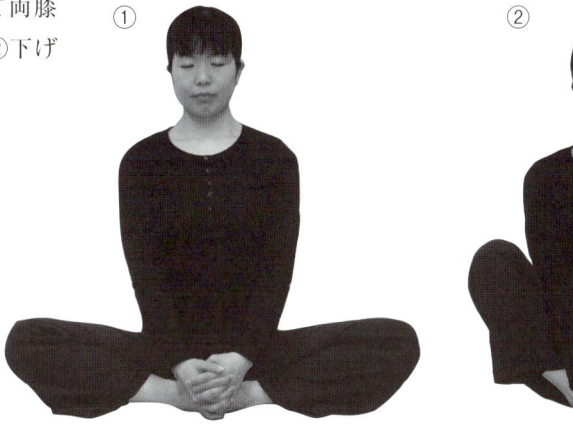

アイソメトリック負荷

両足の裏同士を合わせて床にすわり、両手は両膝に乗せ、呼息か発声（有音・無音）しながら両膝を上げ、両手で両膝を押し下げるようにして押し合い①、吸息で力を抜く動きを数ラウンド繰り返してから休む。次いで、両手は両膝の下にあてがい、両膝と両手の平で、呼吸を連動させて数ラウンド押し合ってから②休む。

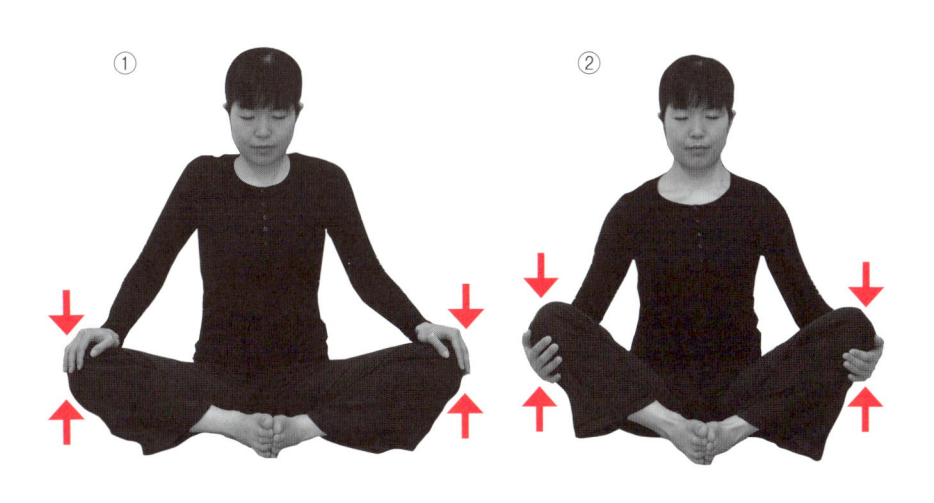

ハンド・クレンチング

両腕を肩の高さまで上げて、手の平を下に向けて指を開いておく①。吸息して両手の全ての指に力を込めて、できるだけ大きく広げ、呼息か発声（有音・無音）しながら親指を握り込むようにして力を入れて拳を造る②。以上の動きを数ラウンド繰り返してから両腕をおろして休む。

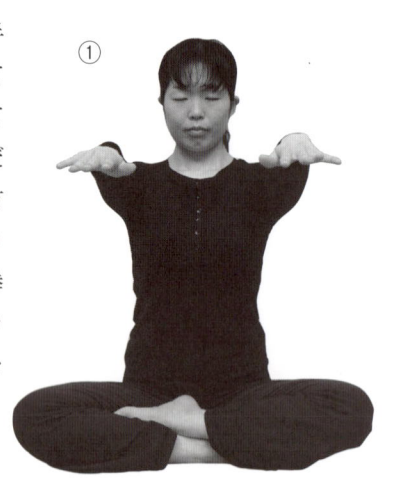

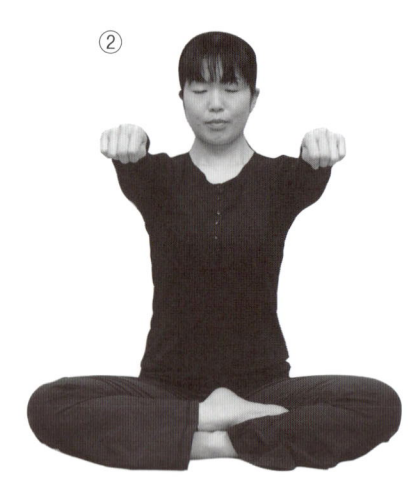

アイソメトリック負荷

両腕を肩の高さまで上げて、右手で拳を造り①左手の平でその拳を包むように握る②。呼息か発声（有音・無音）して左手の指に力を込めて、右手拳を握り込むようにして力を入れる。以上の動きを数ラウンド繰り返してから両腕をおろして休み、手を変えて同じ動作を繰り返す。

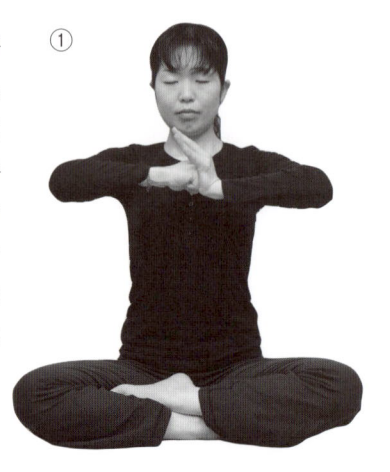

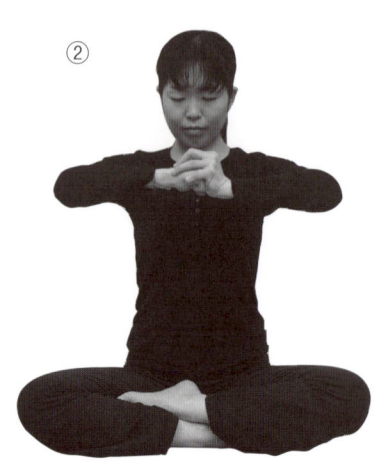

肉体的・感覚的自己制御不能に対するヨーガ療法実習●肉体次元のバイオフィードバック法
2　スークシュマ・ヴィヤヤーマ

リスト・ジョイント・ローテーション

座位になり、
＜タイプ1＞片方の手首だけで握り拳を造り①、呼吸と連動させて手首を数ラウンド回してから休む②。

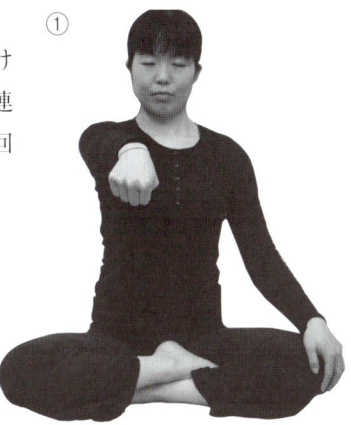

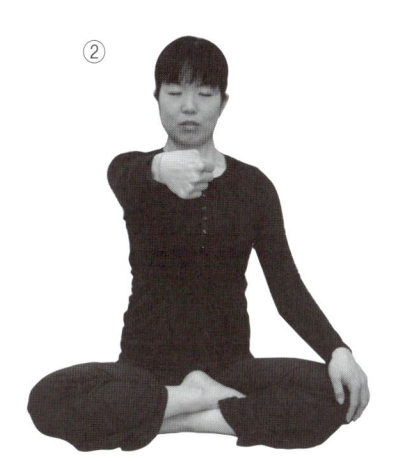

＜タイプ2＞両手首をそろえて同方向に回す。

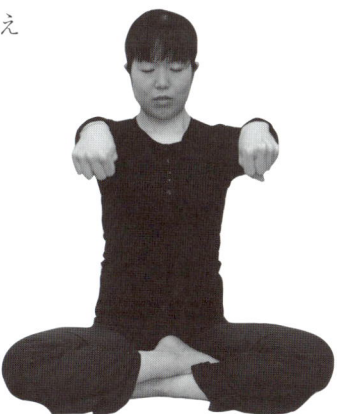

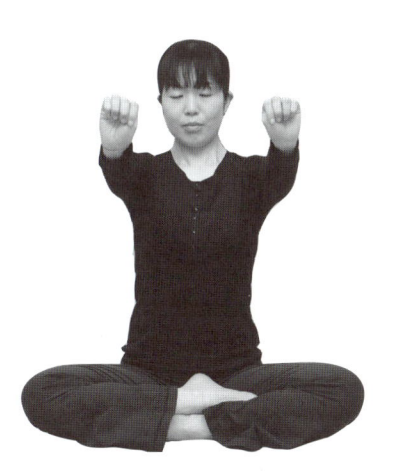

＜タイプ3＞両手首を互い違いに同時に回す。

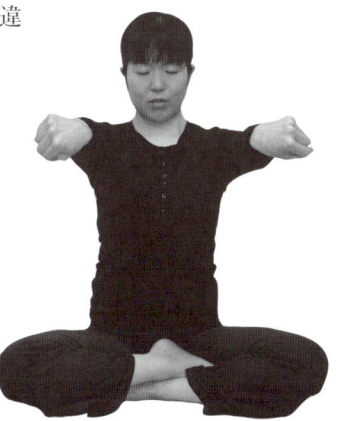

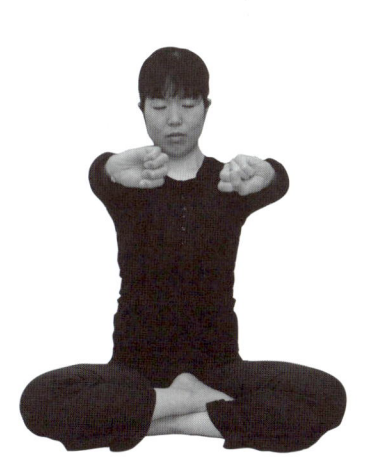

57

アイソメトリック負荷

座位になり右手で握り拳を造り、左手の平を右手拳の上①下②左③右④に添えて、呼息か発声(有音・無音)しつつ右手と左手で押し合い、吸息しては力を抜く。この動きを数ラウンドしてから両腕を下ろして休む。その後に、手を変えて押し合ってから休む。

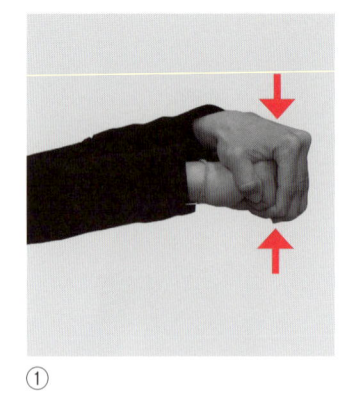

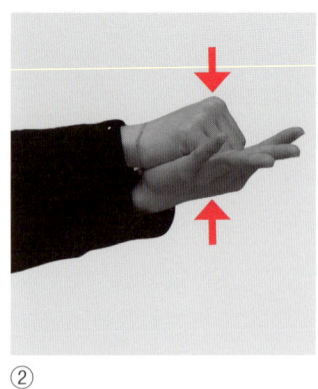

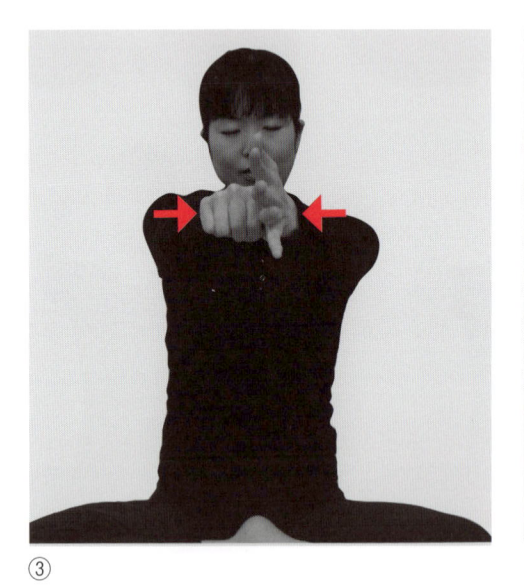

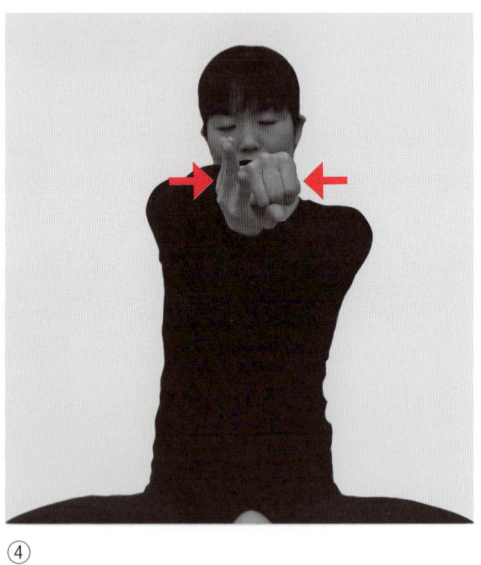

①

②

③

④

エルボー・ベンディング

座位になり、
<タイプ1>両腕を体の前で肩の高さまで上げ、両手の平は上に向けておく①。両肘を吸息しながらゆっくりと曲げて、両手の指が肩につくようにさせて②、その後呼息しつつ両肘を伸ばす。以上の動作を数ラウンド繰り返してから休む。

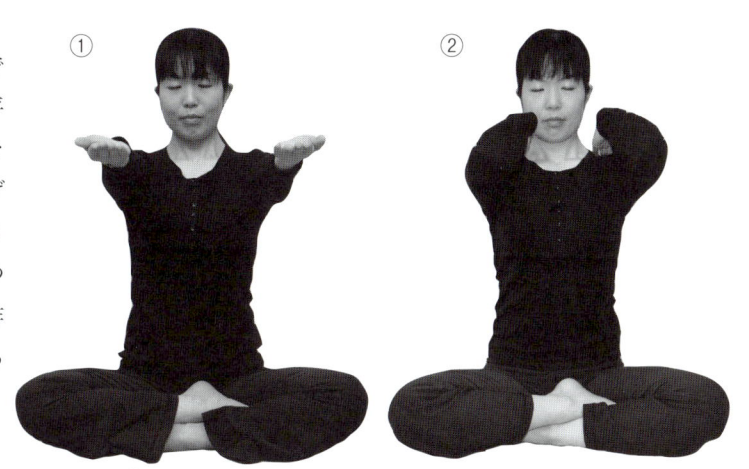

<タイプ2>両手を身体の横に広げて上げ、両手の平は上に向けておく①。両肘を吸息しながらゆっくりと曲げて、両手の指が肩につくようにさせて②、その後呼息しつつ両肘を伸ばす。以上の動作を数ラウンド繰り返してから休む。

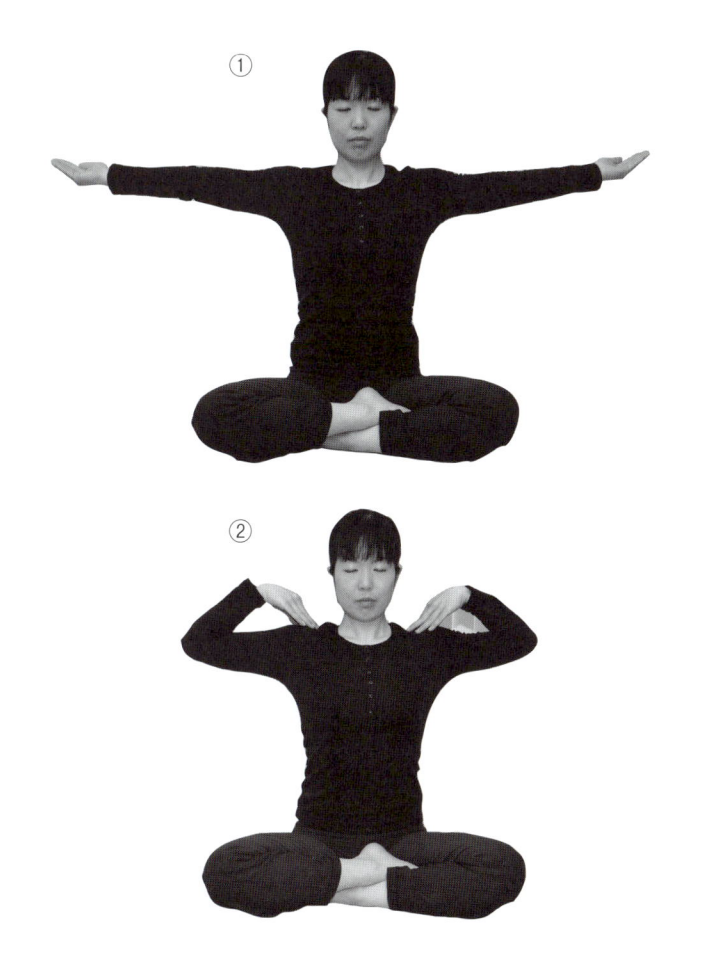

アイソメトリック負荷

座位になり、

＜タイプ1＞両腕を体の前で肩の高さまで上げ、左手首の内側に右手の平を当てて、呼息しながら互いに押し合い、吸息か発声（有音・無音）しながら力を抜いて、この動作を数ラウンドしてから両腕をおろして休む。次に左右の腕を換えて、同じ動作を繰り返す。

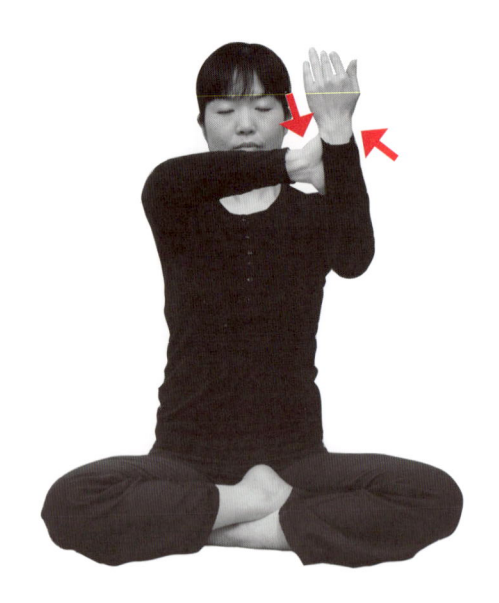

＜タイプ2＞両腕を体の前で肩の高さまで上げ、左手首の外側に右手の平を当てて、呼息か発声（有音・無音）しながら互いに押し合い、吸息しながら力を抜いて、この動作を数ラウンドしてから両腕をおろして休む。次に左右の腕を換えて、同じ動作を繰り返す。

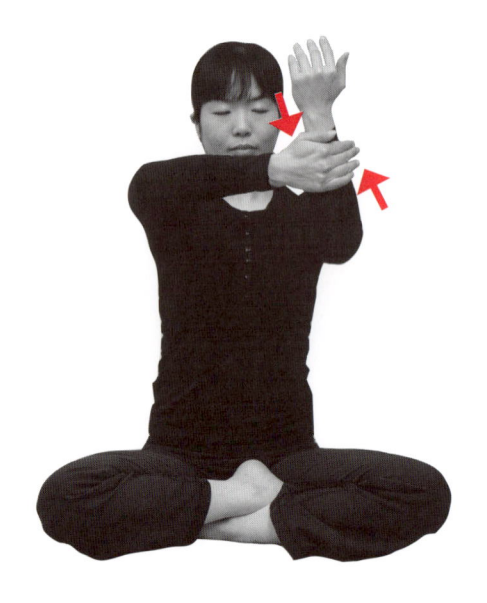

ショルダー・ソケット・ローテーション

座位になり、
<タイプ1>右手の指を右肩につけ、左手は左膝の上に置き①、右肘で内回しと外回しに円を描いて数ラウンドまわした後に休む②。左肘でも同じ動作を繰り返す。

<タイプ2>両手の指を両肩につけ①、両肘を胸の前で円を描くようにして、内回しと外回しで数ラウンドずつまわす②。

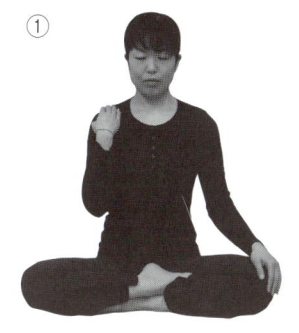

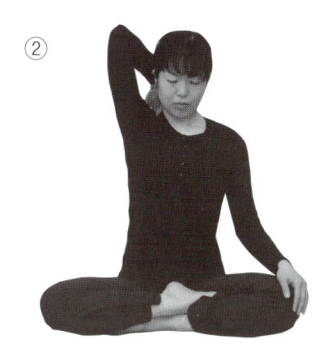

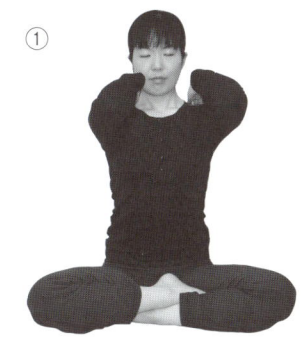

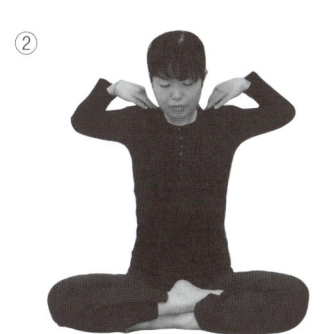

アイソメトリック負荷

床か椅子に座り、右手の指を右肩につけ、左手を右肘の前①後②左③右④にあてて、右肘を左手で数ラウンド押し合う。左肘と右手でも同じ動作を繰り返し、その後に休む。

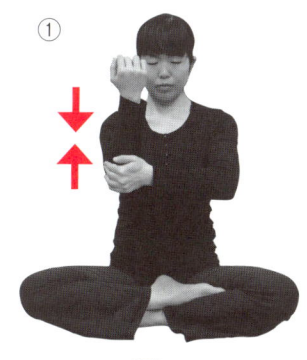

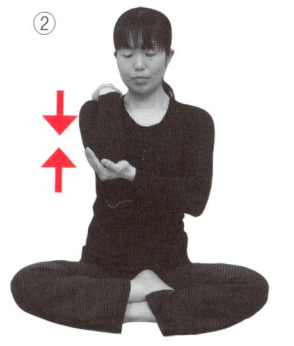

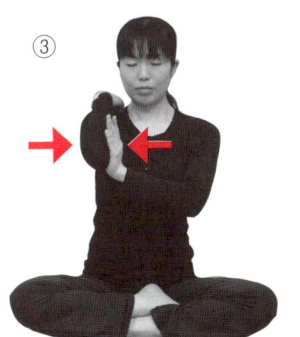

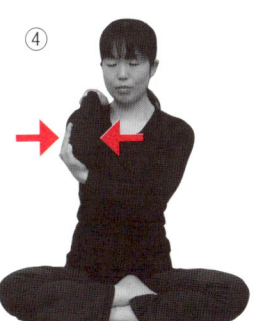

ネック・ムーブメント

<タイプ1>呼息で頭を前に倒し①、次いで吸息で頭を後ろに倒す②。この動きを数ラウンド繰り返す。

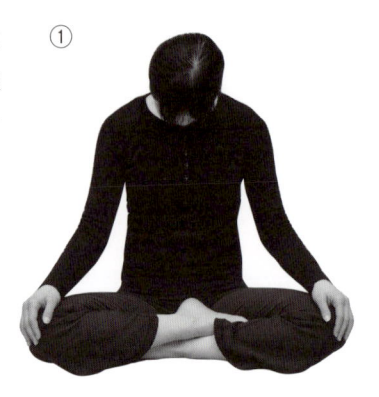

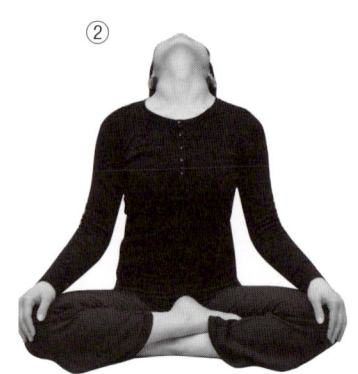

<タイプ2>呼息で頭を右に倒し①、次いで吸息で頭を元の位置にもどし、続いて呼息で頭を左に倒し②、吸息で頭を元にもどす。以上の動きを数ラウンド繰り返す。

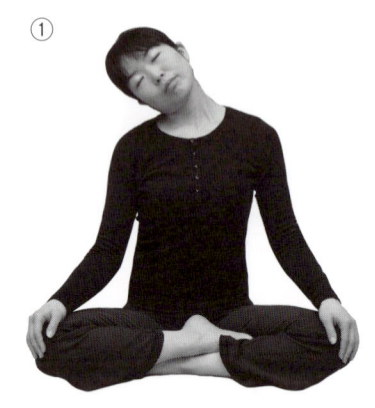

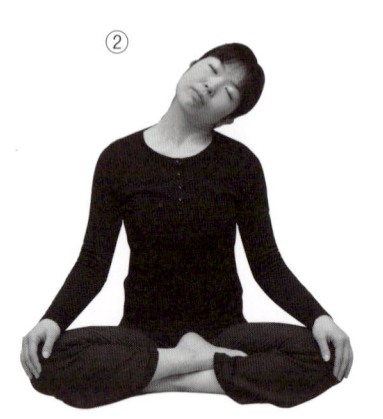

<タイプ3>呼息で顔を右に向け①、吸息で顔を正面にもどし、次いで顔を呼息で左に向け②、吸息で顔を正面にもどす。以上の動きを数ラウンド繰り返してから休む。

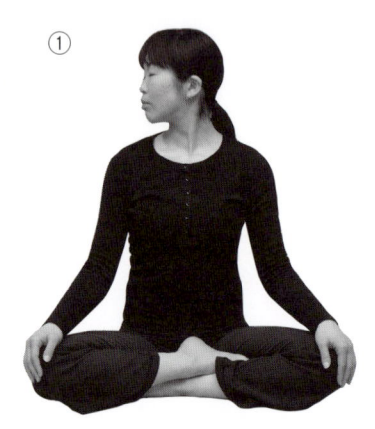

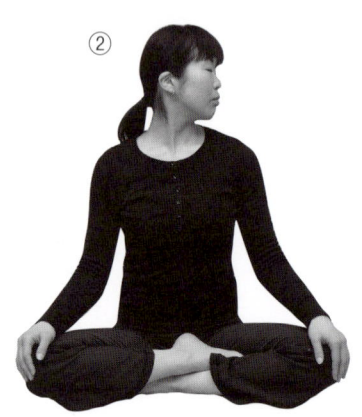

アイソメトリック負荷

＜タイプ１＞両手の平を両こめかみに当てて、呼息で頭を前に倒すようにして、両手と押し合い、吸息で力を抜いて、この動きを数ラウンド繰り返してから休む。

＜タイプ２＞右手の平を右側頭部に当てて、呼息か発声（有音・無音）で頭を右に倒すようにし、右手の平と押し合い、吸息で力を抜いて、この動きを数ラウンド繰り返してから休む。次いで左手の平と左側頭部とで同じ動作を数ラウンド繰り返してから休む。

＜タイプ３＞右手の平を右こめかみに当てて、呼息か発声（有音・無音）で顔を右に向けるようにし、右手の平で押し返すようにし、吸息で力を抜く。このを数ラウンド繰り返してから休む。続いて、左手の平と左側頭部で押し合ってから休む。

＜タイプ４＞指をからめた両手の平を後頭部に当てて、呼息か発声（有音・無音）で頭を後ろに倒すようにし、吸息で力を抜く。この動きを数ラウンド繰り返してから休む。

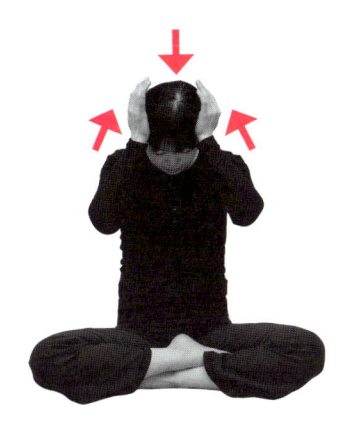

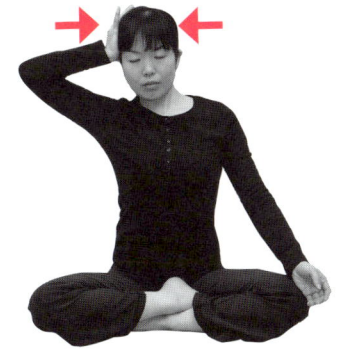

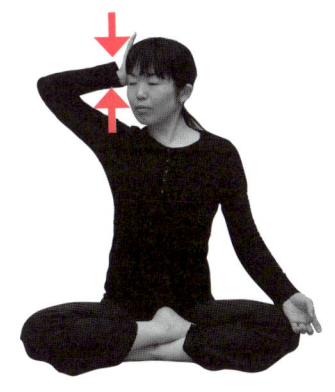

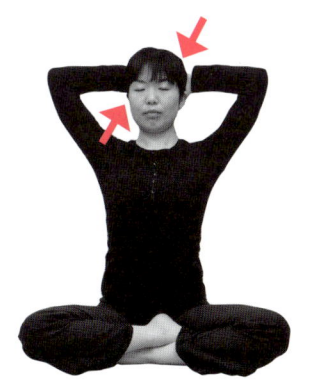

③ アーサナ

　このアーサナは、種々の姿勢（ポーズ）を造るというストレスをかけることから生じてくる、血圧や血流、筋緊張などの変化を悟るバイオフィードバック法になっています。理智（ブッディー）の無智（アヴィドゥヤー）な判断から生じる10種の感覚器官や意思の働きの暴走にブレーキをかける心理療法だからです。ですから、この暴走した心理作用にブレーキをかける為に、体の動きはできるだけゆっくりと行い、姿勢の保持も静かに行い、そのゆっくりとした静けさに意識を集中させるようにします。こうした身体内部情報を冷静に観察する「観察者の態度」を身につけるという意識化訓練が、いずれは自分自身の意識作用自体に対しても客観的に観察することができるようになり、自分の心の自在な制御が可能になる能力を身につけさせてくれるのです。ですから、アーサナ実習中はできるだけ両目を閉じて、体のバランスが保てない場合にだけ、目を開けて実習します。アーサナを指導する際には、実習者の体力や指導の時間配分にあわせて実習回数を決定し、アーサナの種類も選択し、更に指導者は実習者が行っているバイオフィードバック法の「意識化」を妨げぬように、指導の声を極力少なくし、できれば無言のままに指導できるように配慮することが大切です。また、指導の声に「依存」を起こさせないように、自力でアーサナを実習できるような指導が必要です。また、実習者の人格に病名というレッテルを貼ることなく、人間は成長し続けるものですから、成長の一過程にある人物として尊敬の念を持ちつつ指導にあたることが大切です。またアーサナ実習中に行うアイソメトリックな負荷をかける手法も説明いたします。こうした等尺（アイソメトリック）運動を採用することでヨーガ行者たちは、強靭な筋組織を身につけるだけでなく、何歳になっても体を若々しく保つ成長ホルモンを体内から上手に分泌させ続け微妙な体内からの反応もとらえるという、脳トレーニングと言われるアンチエイジングの効果を得て、驚異的な長寿さえも自分のものにしているのです。

　更に、休息時や姿勢保持の間は、自然呼吸を数えるようにします。古来ヨーガでは自律神経によって自動化された呼吸のことを風／ヴァーユと呼んでいますが、この自然な呼吸を観察して数え、姿勢保持の時間を決めるのです。

　それでは以下に、具体的なアーサナ指導を解説しますが、認定ヨーガ療法士の指示に従って実習してください。

肉体的・感覚的自己制御不能に対するヨーガ療法実習●肉体次元のバイオフィードバック法

3　アーサナ

アルダ・カティ・チャクラ・アーサナ

両脚をそろえて立ち、吸息しつつ左腕を体の左側から上げてゆき①、上にあげきって吸息し終え②、呼息しつつ上体と左腕とを右横へ倒し③、上体がつかえたところで自然呼吸を数回数えてから、吸息しつつ上体と左腕とを起こし、上体を起こしきり息も吸い終わったところで左腕を呼息しながら下におろしきる。すぐに吸息しながら反対の右腕を使って上記同様の動きをし、その後に休む。

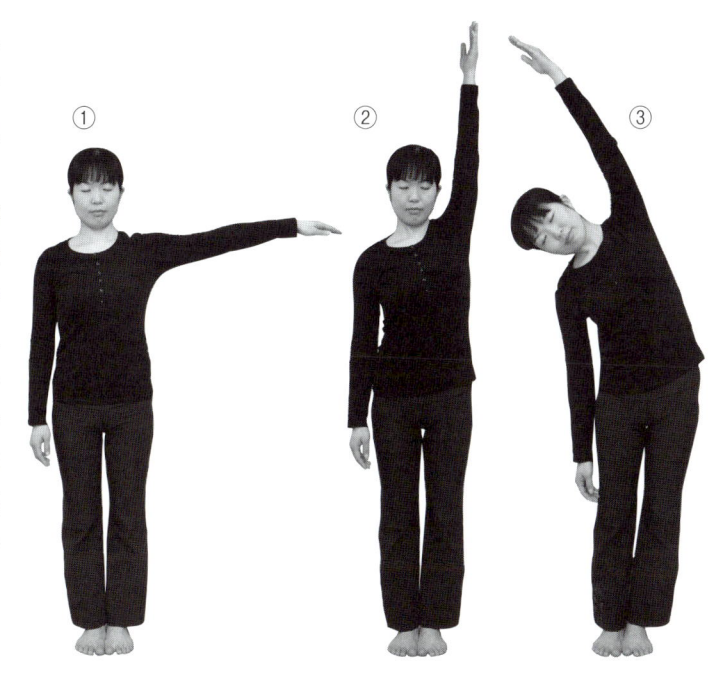

アイソメトリック負荷

両脚をそろえて立ち、吸息しつつ左手の平を左側頭部にあて、上体を左に30度ほど倒してから①、上体と左手の平とで押し合いながら自然呼吸を数回数え、その後に吸息しつつ上体と左腕の力を抜き、呼息しながら左腕を下におろす。すぐに吸息しながら反対の右腕を使って②上記同様の動きをし、その後に休む。この動きを数ラウンド繰り返す。

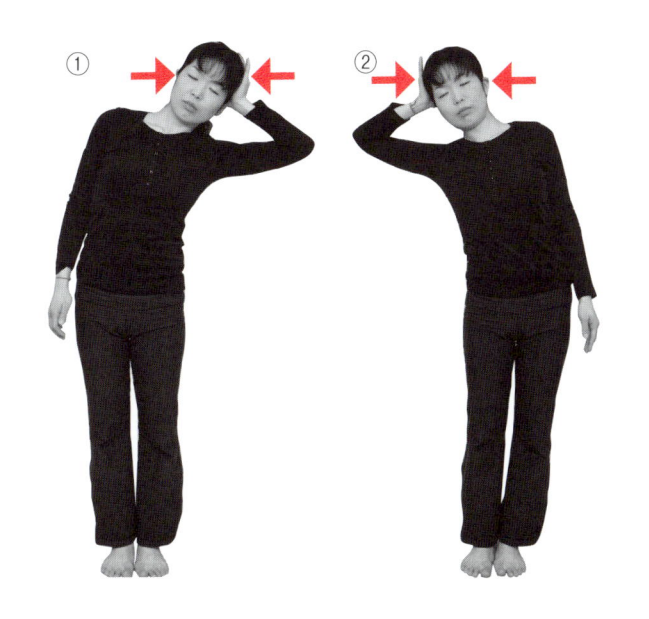

65

アルダ・チャクラ・アーサナ

両足をそろえて立位になり、吸息しつつ両手の平を腰の後ろにあて①、呼息しながら頭と胴体とを後ろに反らし②、その姿勢で自然呼吸を数回数えたら、吸息しつつ上体を起こし、呼息しながら両腕を下に降ろして休む。この動きを数ラウンド繰り返す。

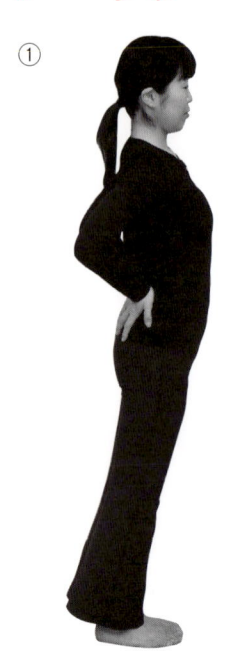

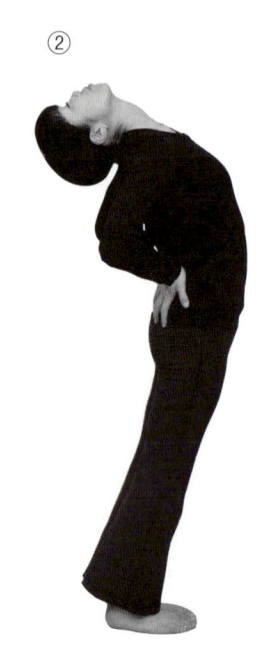

アイソメトリック負荷

両足をそろえて立位になり、吸息しつつ両手の平を腰の後ろにあて、自然呼吸を数回数える間、両手の平で腰を強く押して胸を良く広げて後ろに反らし、自然呼吸を数え終えたら、吸息しつつ上体と腕の力を抜き、呼息しながら両腕を下に降ろして休む。この動きを数ラウンド繰り返す。

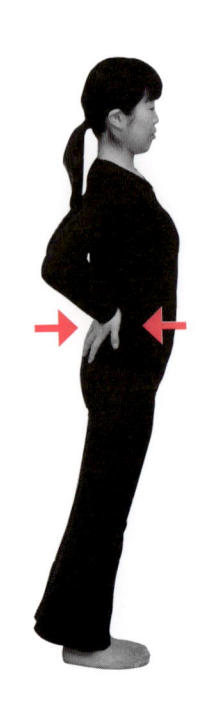

トリコナ・アーサナ

立位の姿勢で両足を大きく広げ、吸息しながら両腕を肩の高さまで上げ①、呼息しながら右手を右足首（右膝）まで下ろし、顔は左手指先に向けて②、この姿勢で自然呼吸を数回数え、その後に吸息しつつ上体と両腕とを起こし、呼息しながら両腕を下ろし、続いて反対の動きを同じ要領で行ってから休む。以上の動きを数ラウンド繰り返す。

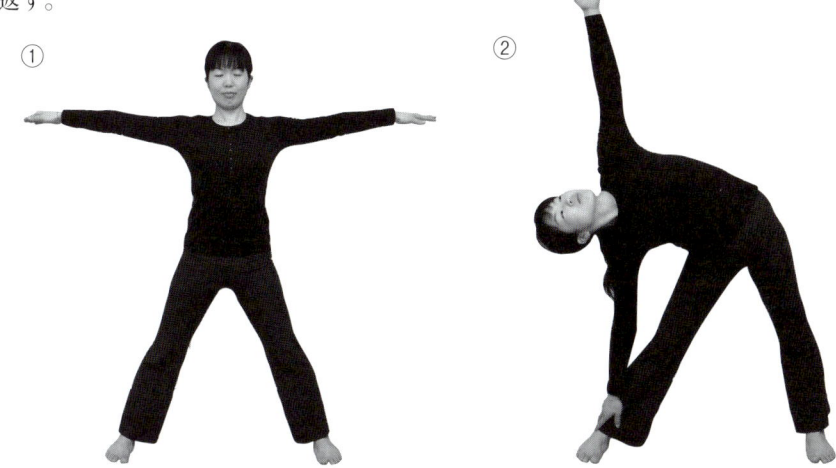

アイソメトリック負荷

立位の姿勢で両足を大きく広げ、吸息しながら両腕を肩の高さまで上げ、呼息しながら右手を右足首まで下ろして右足先を右手で握って互いに引っ張り合い、顔は左手指先に向けておく姿勢で自然呼吸を数回数え、その後に力を抜いて吸息しつつ上体と両腕とを起こし、呼息しながら両腕を下ろし、続いて反対の動きを同じ要領で行ってから休む。以上の動きを数ラウンド繰り返す。

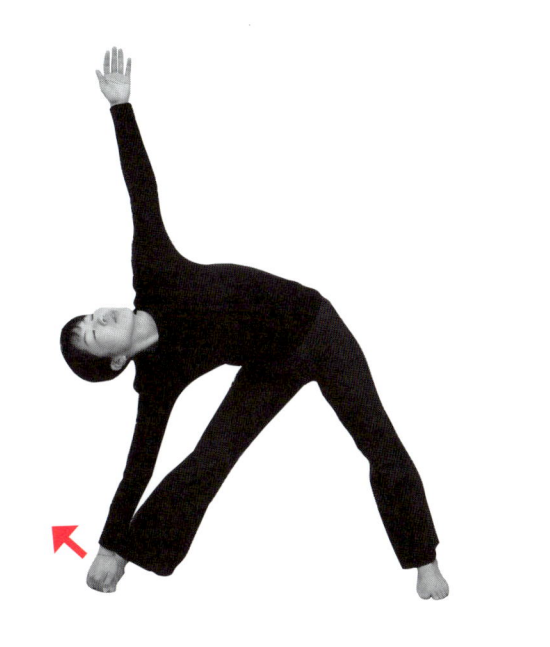

アパリブリッタ・トリコナ・アーサナ
（ひねりを加えた三角形のポーズ）

立位の姿勢で両足を大きく広げ、吸息しながら両腕を肩の高さまで上げ、呼息しながら右手を左足首（膝）まで下ろし、顔は左手指先に向けて、この姿勢で自然呼吸を数回数え、その後に吸息しつつ上体と両腕とを起こし、呼息しながら両腕を下ろし、続いて反対の動きを同じ要領で行ってから休む。以上の動きを数ラウンド繰り返す。

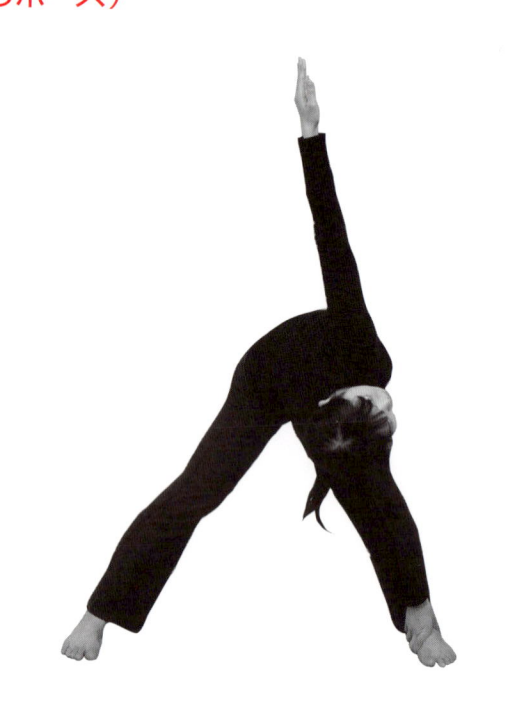

アイソメトリック負荷

立位の姿勢で両足を大きく広げ、吸息しながら両腕を肩の高さまで上げ、呼息しながら左手を右足先まで下ろして足先を握って引っ張り、顔は右手指先に向けて、この姿勢で自然呼吸を数回数え、その後に吸息しつつ上体と両腕とを起こし、呼息しながら両腕を下ろし、続いて反対の動きを同じ要領で行ってから休む。以上の動きを数ラウンド繰り返す。

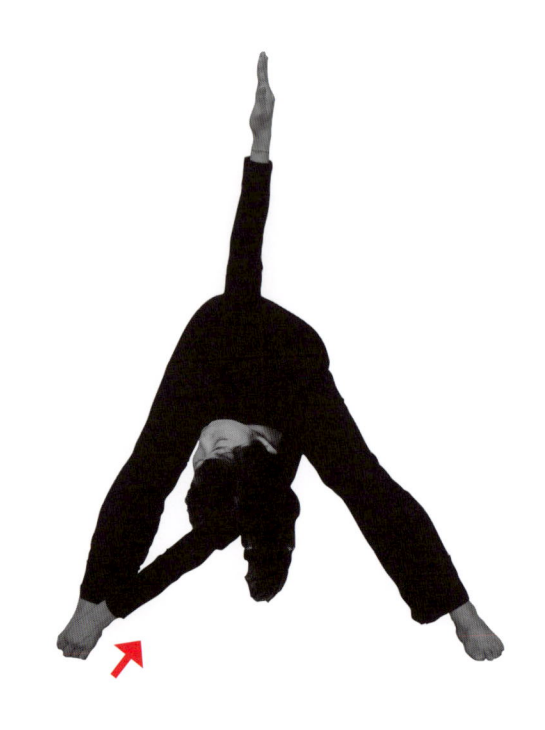

パシチマ・ターナ・アーサナ

両脚をそろえて両膝に両手をおいて床に座り①、呼息しつつ上体を前に倒して行き、動きがつかえた位置で自然呼吸を数回数えてこの姿勢を保ち②、吸息しつつ上体を起こしてきて、上体が上がりきった位置で呼息してから座位の準備姿勢（シティラ・ダンダ・アーサナ）で休み③、数ラウンドの自然呼吸を数えてから、以上の動きをあと数ラウンド繰り返す。

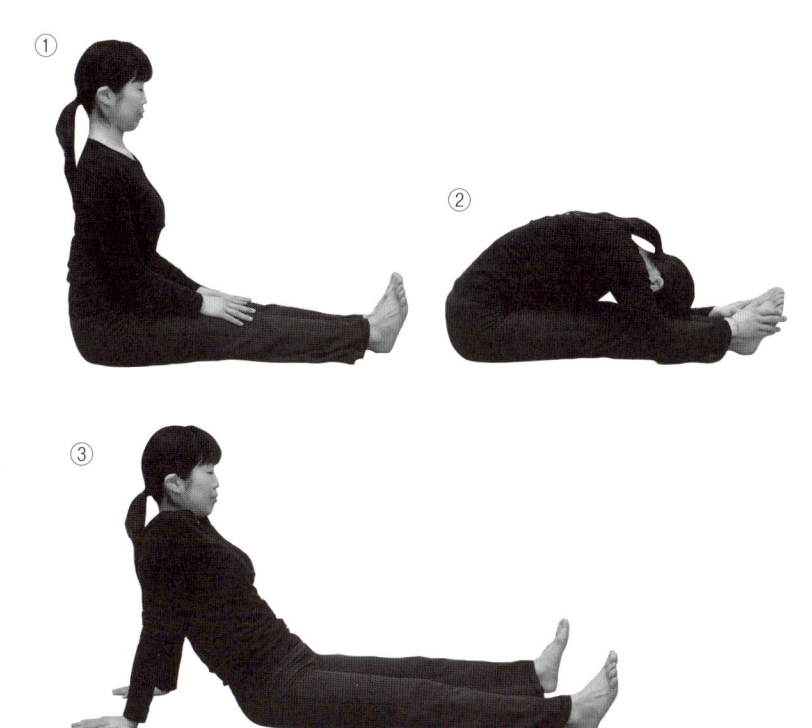

アイソメトリック負荷

両脚をそろえて両膝に両手をおいて床に座り、呼息しつつ上体を前に倒して行き、両手で足先を掴んで引き合う。自然呼吸を数回数えたら吸息しつつ上体を起こしてきて、上体が上がりきった位置で呼息してから座位の準備姿勢（シティラ・ダンダ・アーサナ）で休み、数ラウンドの自然呼吸を数えてから、以上の動きをあと数ラウンド繰り返す。

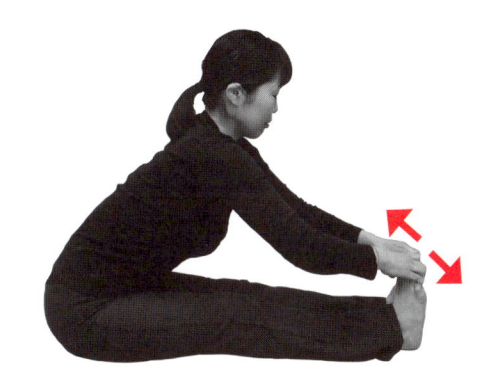

ヴァクラ・アーサナ

両脚をそろえて両手の平を両膝の上に乗せて床に座る。吸息しつつ右膝を立て、呼息しつつ右手を後ろの床につけ、左肘も右膝の右側にかけて①、体を右方向にねじる②。その後、自然呼吸を数回数えつつこの姿勢を保ち、所定の時間が過ぎたならば、吸息しつつ体を正面に向け、呼息して両脚をそろえて両手の平も両膝に乗せる。続いて、同じように反対の動きをしてから休む。以上の動きを数ラウンド繰り返す。この動きは椅子に座って実習してもよい。

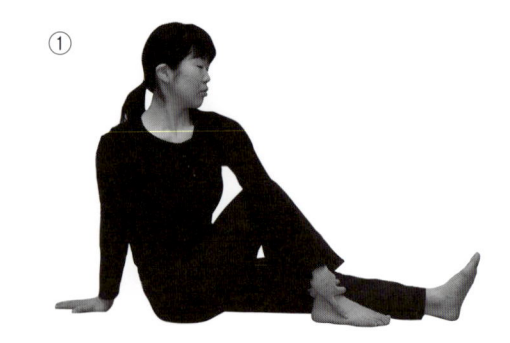

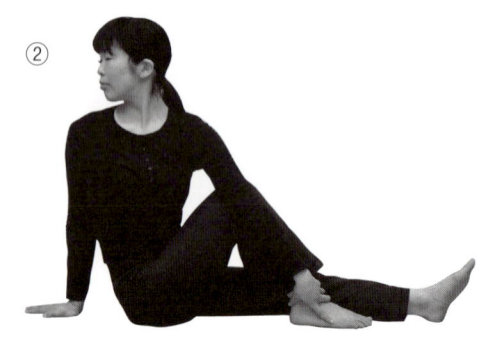

アイソメトリック負荷

両脚をそろえて両手の平を両膝の上に乗せて床に座る。吸息しつつ右膝を立て、呼息しつつ右手を後ろの床につけ、左肘も右膝の右側にかけて、左肘と右膝で押し合いながら体を右方向にねじる①。その後、自然呼吸を数回数えつつこの姿勢を保ち、所定の時間が過ぎたならば、力を抜いて吸息しつつ体を正面に向け、呼息して両脚をそろえて両手の平も両膝に乗せる。続いて、同じように反対の動きをしてから休む。以上の動きを数ラウンド繰り返す。この動きは椅子に座っても、肘掛けを片手で引きながら実習できる②。

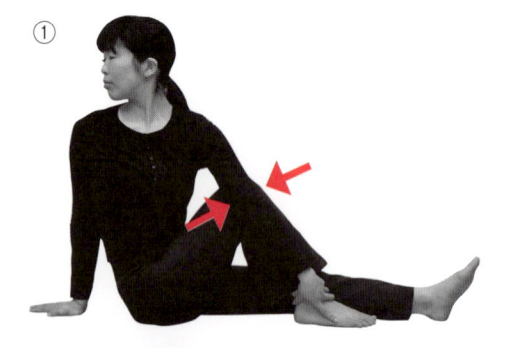

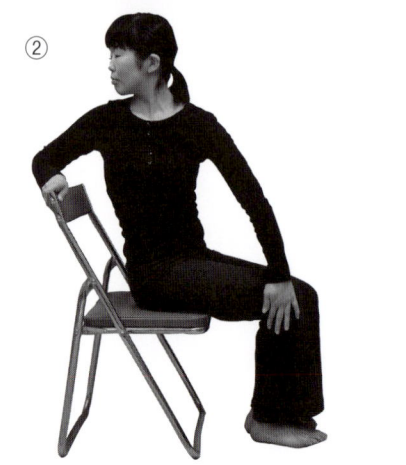

セツバンダ・アーサナ

床上に両脚、両腕をまっすぐに伸ばして仰臥位になり、両膝を立て①、吸息しながら腰を持ち上げて、自然呼吸を数回数えるあいだ姿勢を保ち②、所定の時間が過ぎたならば、呼息しつつ腰を床まで降ろし、両脚を伸ばして休みます。数回の自然呼吸を数えて休んだあとで、あと数ラウンドこの動きを繰り返す。

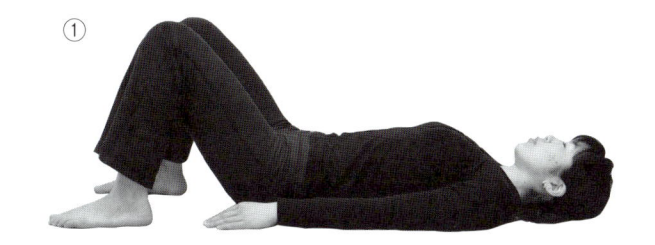

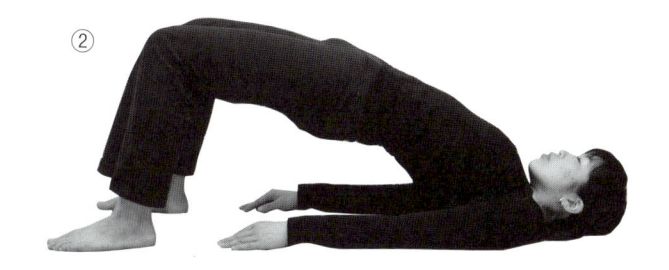

アイソメトリック負荷

床上に両脚、両腕をまっすぐに伸ばして仰臥位になり、両膝を立て両手で腰骨を上から押さえ①、吸息しながら腰を少し持ち上げて、そこで腰骨と両手とで引き合いながら自然呼吸を数回数えるあいだ姿勢を保ち②、所定の時間が過ぎたならば、力を抜いて呼息しつつ腰を床まで降ろし、両脚を伸ばして休む。数回の自然呼吸を数えて休んだあとで、あと数ラウンドこの動きを繰り返す。

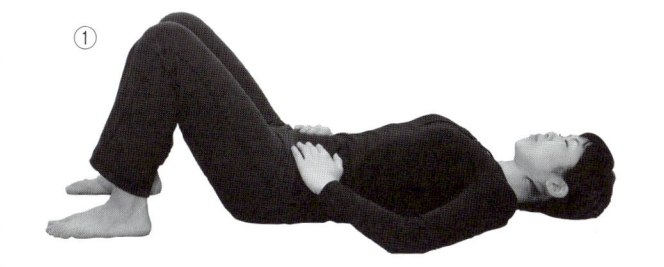

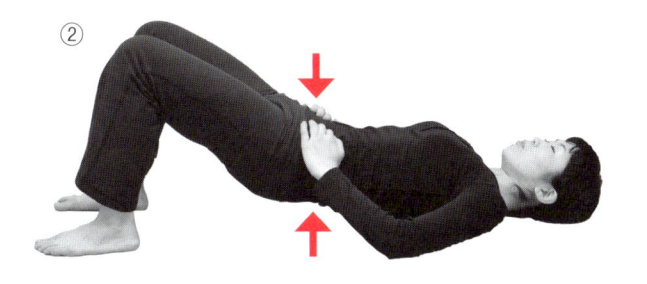

ナーヴァ・アーサナ

両脚と両腕をそろえて床に仰臥位になり、上体と両腕と両脚を同時に床上20cmほどまで上げ、そのまま自然呼吸を数回数えるあいだ姿勢を保ち、所定の時間が過ぎたならば呼息しつつ上体と両腕と両脚を下ろして休む。その後に、この動きを数ラウンド繰り返す。

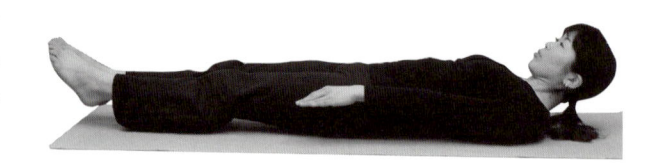

マツイ・アーサナ

仰臥位になって寝たままで結跏趺坐の姿勢（あぐらの姿勢）を組み①、両肘で胸を押し上げて頭頂部を床につけて②、両肘で胸を押し上げ続けながら両手の平をお腹につけておき、自然呼吸を数回数えるあいだ、体全体から生じてくる変化を意識化し続ける③。所定の時間が過ぎたならば、仰臥位の休めの姿勢にもどって、自然呼吸を数回数えて休み、あと数ラウンド同じ動作を行う。

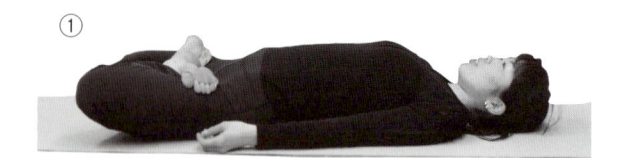

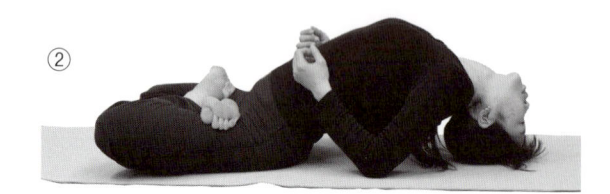

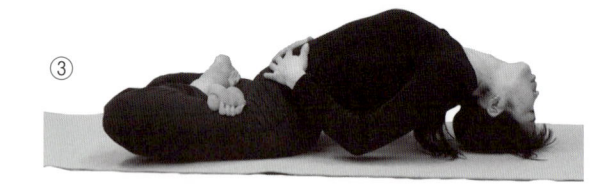

アイソメトリック負荷

仰臥位になって寝たままで結跏趺坐の姿勢（あぐらの姿勢）を組み、両手で両足先を握り、頭頂部は床につけて、両肘で胸を押し上げ続けながら両手と両足先で自然呼吸を数回数えるあいだ引き合う。所定の時間が過ぎたならば、仰臥位の休めの姿勢にもどって、自然呼吸を数回数えて休み、あと数ラウンド同じ動作を行う。

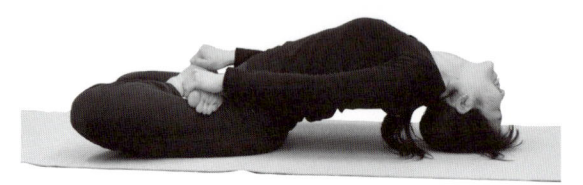

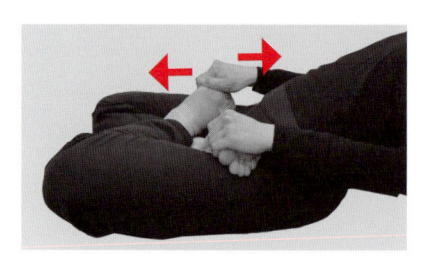

パヴァナムクタ・アーサナ

両脚をそろえ、両腕は体側につけて床に仰臥位になる。次いで吸息しながら右膝を両腕で抱え込み①、呼息しながら上体を起こして口を右膝に近づけて右ももを右脇腹に押しつけて②、この姿勢で自然呼吸を数回数えてから、上体と右脚を元にもどす。続いて、反対の動きも同様に行ってから休む。この左右の動きを数ラウンド繰り返す。両ももを同時に脇腹に押しつけても実習する。

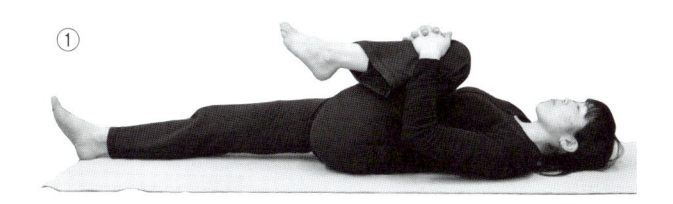

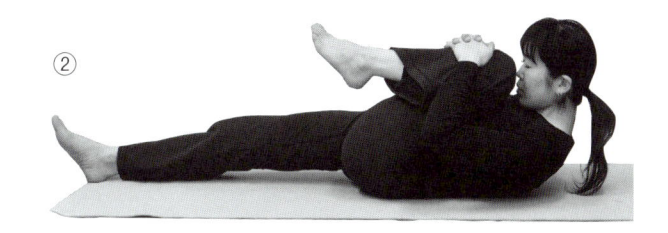

アイソメトリック負荷

両脚をそろえ、両腕は体側につけて床に横になる。次いで吸息しながら右膝を両腕で抱え込み、呼息しながら上体を起こして口を右膝に近づけて右膝と両腕で押し合って力を入れ①、この姿勢で自然呼吸を数回数えてから、力を抜いて上体と右脚を元にもどす。続いて、反対の動きも同様に行ってから休む。この左右の動きを数ラウンド繰り返す。両ももと両腕とで同時に押し合っても実習する②。

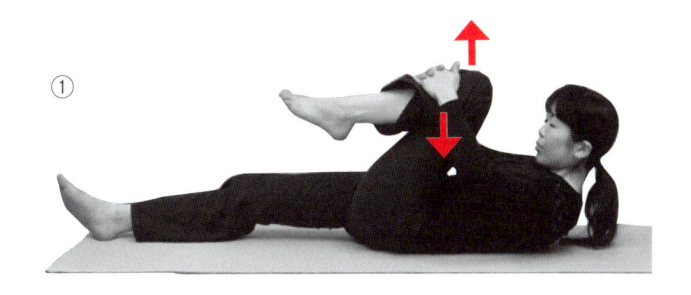

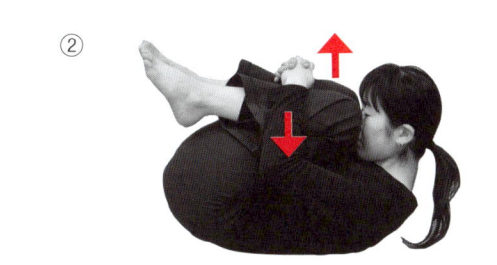

ヴィパリータ・カラニ・ムドラー

両脚をそろえて両腕も体側につけ、吸息しながら両脚と胴体を上にあげて①、腰を両手で支え、体全体が「く」の字のような姿勢にさせ②、この姿勢で自然呼吸を数回数え、その後に呼息しながら胴体と両脚を床に下ろして休む。この動きを数ラウンド繰り返す。

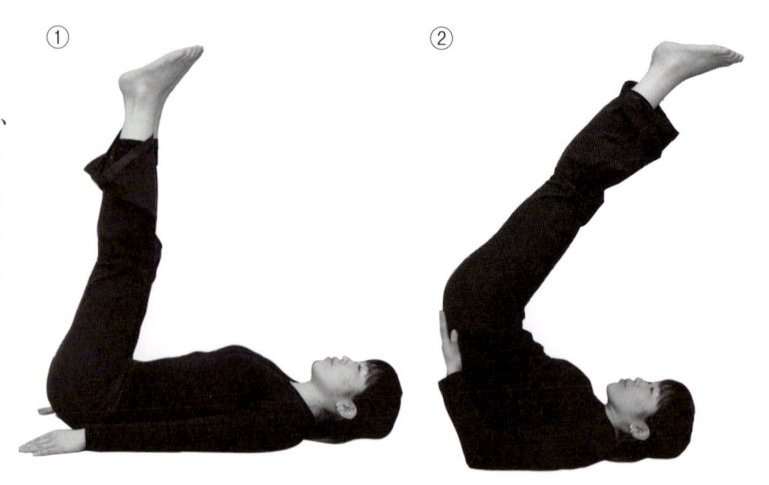

アイソメトリック負荷

両脚をそろえて両腕も体側につけ、吸息しながら両脚と胴体を上にあげて、空中で両足先を両手で握って引き合うか①、頭上の床上で引き合うか②して、この姿勢で自然呼吸を数回数え、その後に力を抜いて呼息しながら胴体と両脚を床に下ろして休む。この動きを数ラウンド繰り返す。

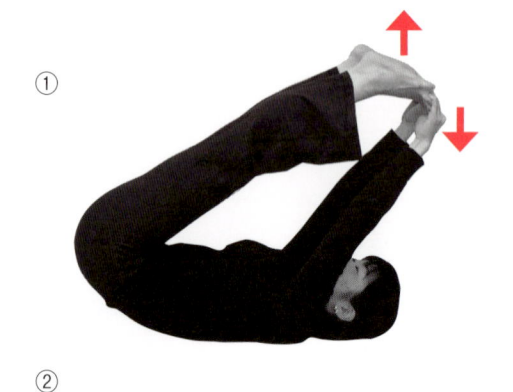

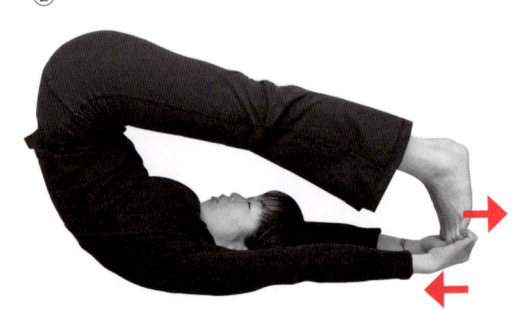

シャラヴ・アーサナ

次いでマカラ・アーサナ（ワニのポーズ）で休んでおく。①両脚もそろえて両腕も体側につけて、あごを床につけて伏臥位になり②、吸息しながら右脚を上にあげ、その位置で自然呼吸を数回数え③、次いで呼息しつつ右脚を床の上におろす。続いて左脚も同じ動きをさせ、この左右の脚の上げ下げを数回実習してから休む。これを数ラウンド行う。両腕で床を押して、両脚を同時にあげても実習する④。その後に伏臥位のマカラ・アーサナ（ワニのポーズ）で休む。

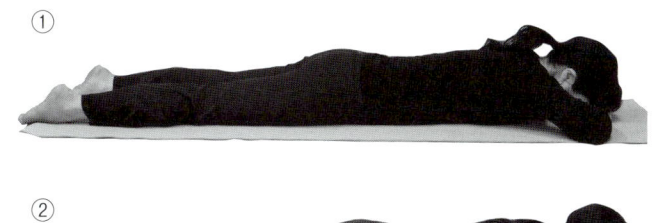

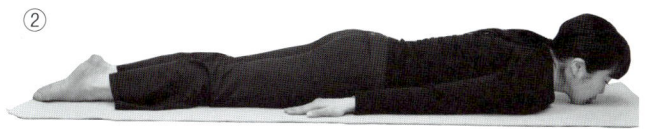

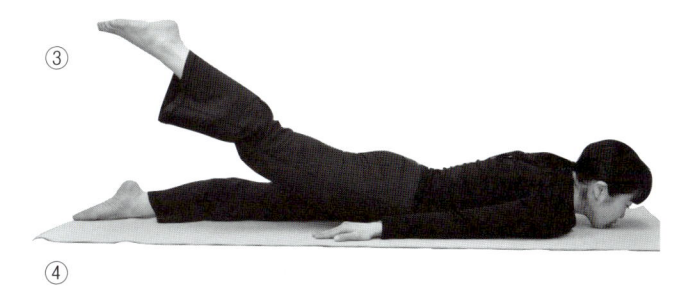

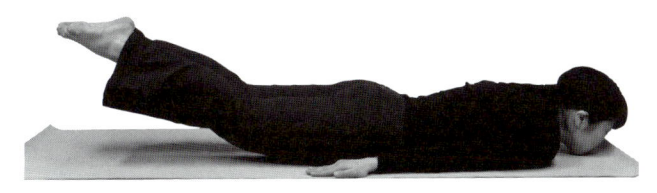

アイソメトリック負荷

両脚もそろえて両腕も体側につけて伏臥位になり、少し膝を曲げたまま両足首を上下に重ねて自然呼吸を数回数える間、両脚は伸ばしたまま足首を上下に押し合う。次いで吸息しつつ力を抜いて両足首を組み替えてから同じように上下に押し合う。この左右の足首の上げ下げを数回実習してから休む。これを数ラウンド行う。

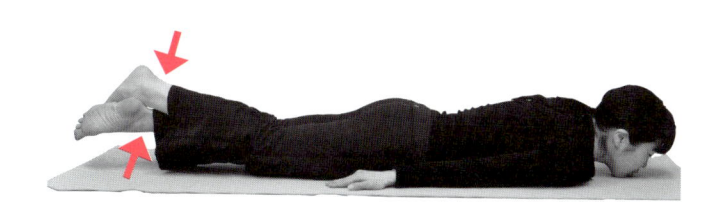

ブジャング・アーサナ

両脚をそろえて額を床につけて、両手の平を顔横の床に着けて伏臥位になり、両肘も体側の床につけておく。息を吸いつつ両手の平と両肘で床を押して①両腕を伸ばしきって上体を後ろにそらして②上体を起こし、この状態で自然呼吸を数回数える間姿勢を保ち、所定の時間が過ぎたならば、呼息しながら元の位置に上体をもどす。額が床についたら、両腕と両脚をひろげてマカラ・アーサナになって休む。

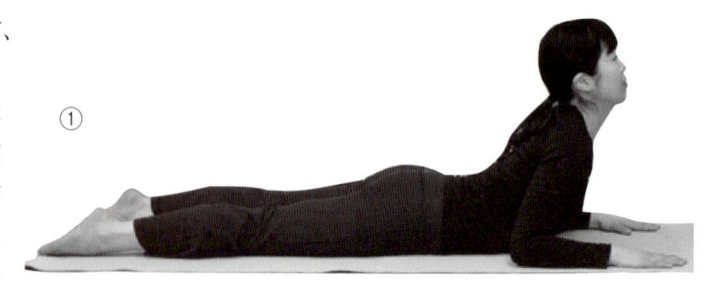

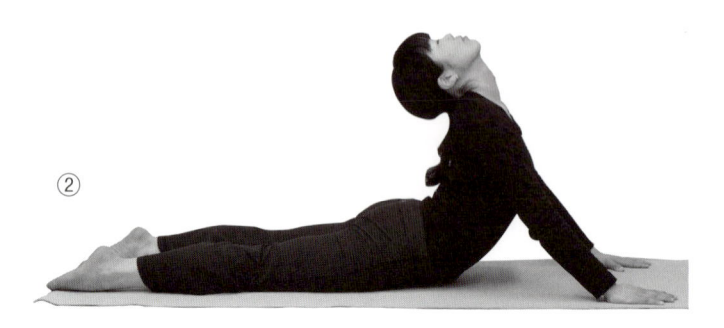

アイソメトリック負荷

両脚をそろえて額を床につけて、両手の平を顔横の床に着けて伏臥位になり、指を組んで両手の平を後頭部に当てて上体を起こそうとし、両手の平で上体を押し下げようとして、この状態で自然呼吸を数回数える間姿勢を保ち、所定の時間が過ぎたならば、呼息しながら元の位置に上体をもどす。額が床についたら、両腕と両脚をひろげてマカラ・アーサナになって休む。以上の動きを数ラウンド繰り返す。

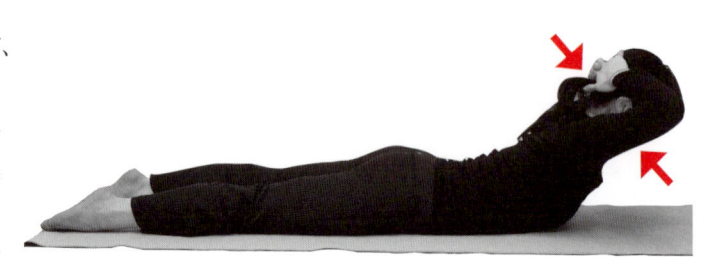

ダヌル・アーサナ

伏臥位になり、両手で両足首(両足先)をにぎり①、体全体を後ろに反らせて自然呼吸を数回数える間この姿勢を保ち②、呼息しながら両腕と上体とを床に下ろしてマカラ・アーサナで休む。この動きを数ラウンド繰り返す。

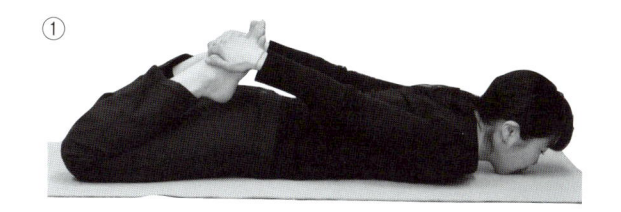

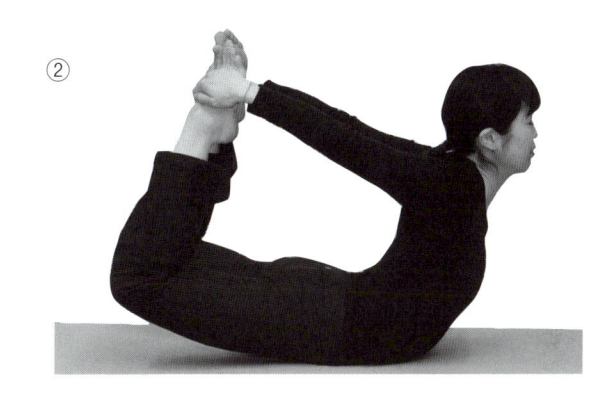

①

②

アイソメトリック負荷

伏臥位になり、両手で両足首(両足先)をにぎり、体全体を後ろに反らせたら両手と両足で引き合い、自然呼吸を数回数える間この姿勢を保ち、力を抜いて呼息しながら両腕と上体とを床に下ろしてマカラ・アーサナで休む。この動きを数ラウンド繰り返す。

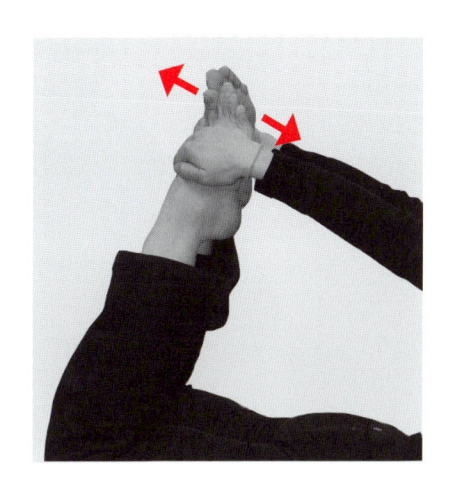

バッダ・コナ・アーサナ（合蹠のポーズ）

床に脚を組んで座り、両足裏を股間で合わせ、両つま先を両手で握り①、呼息しながら上体を前に倒して額を床に近づける②。この姿勢を保ちつつ数回自然呼吸を数え、その後に吸息しながら上体を起こし、座位で休む。この動きを数ラウンド繰り返す。

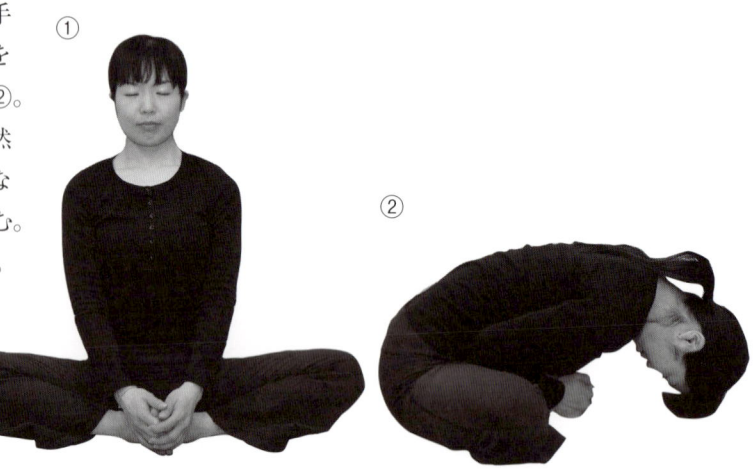

アイソメトリック負荷

床に脚を組んで座り、両足裏を股間で合わせ、両つま先を両手で握って少し持ち上げ、両手と両つま先とで引き合い、この姿勢を保ちつつ数回自然呼吸を数え、その後に呼息しながら両脚を下ろして座位で休む。この動きを数ラウンド繰り返す。

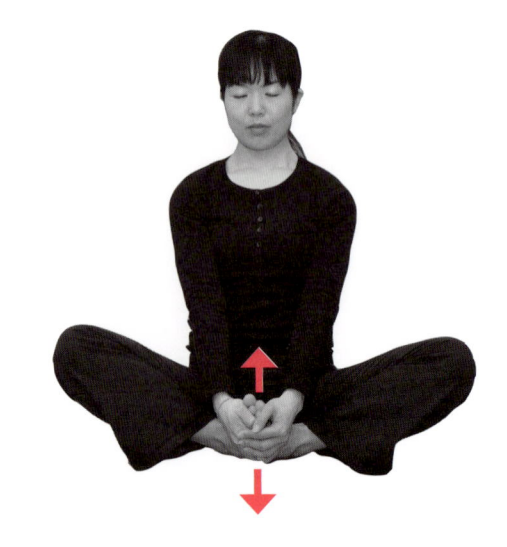

ヨーガ・ムドラー

床にあぐらを組んで座り、吸息しながら体の後ろに両腕をまわして左手で右手首を握り①、次いで呼息しながら上体を前へ倒し、最大に前屈した位置で自然呼吸を数回数える間その姿勢を保ち②、その後に吸息しながら上体を起こしてから、呼息して両手をほどいて両手の平をももの上においで休む。この動きを数ラウンド繰り返す。

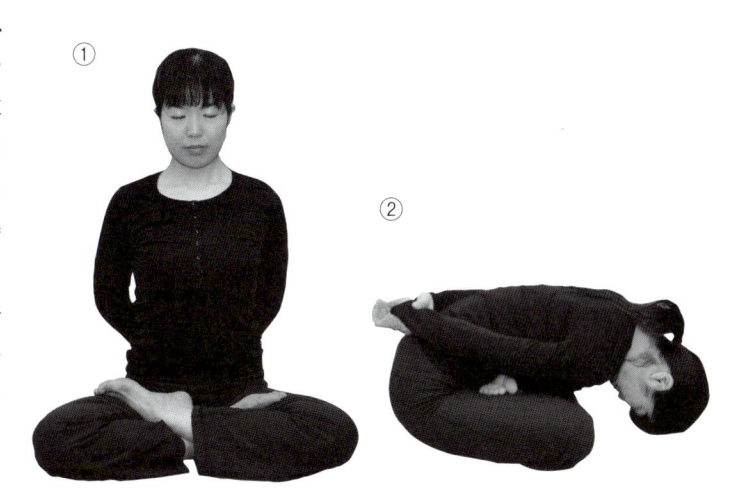

アイソメトリック負荷

床にあぐらを組んで座り、吸息しながら体の後ろに両腕をまわして左手で右手首を握って両腕に力を入れて胸を張り①、次いで呼息しながら上体を少し前へ倒し②、その位置で自然呼吸を数回数える間その姿勢を保ち、その後に両腕に力を入れたままで吸息しながら上体を起こしてから、呼息して両腕の力を抜いて両手の平をももの上においで休む。この動きを数ラウンド繰り返す。

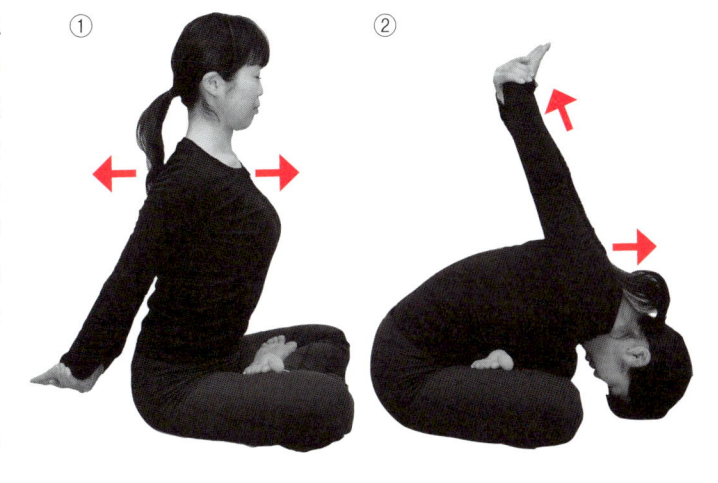

ヴリクシャ・アーサナ (木のポーズ)

左膝を曲げて左足裏を右脚の内股につけて右脚だけで立ち、両腕を伸ばしたまま頭上にあげて両手の平を合わせて、体のバランスをとりながら自然呼吸を数回数えるあいだ、立ち続け、その後に脚を換えて同じ動作を繰り返す。

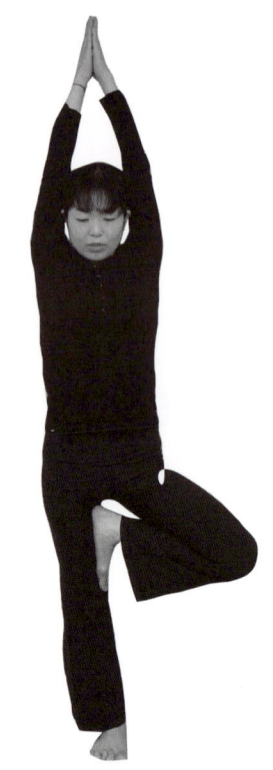

アイソメトリック負荷

左膝を曲げて左足裏を右脚の内股につけて右脚だけで立ち、合掌して手の平同士で押し合いながら自然呼吸を数回数えるあいだ立ち続け、その後に力を抜いて脚を下ろし、脚を換えて同じ動作を繰り返す。

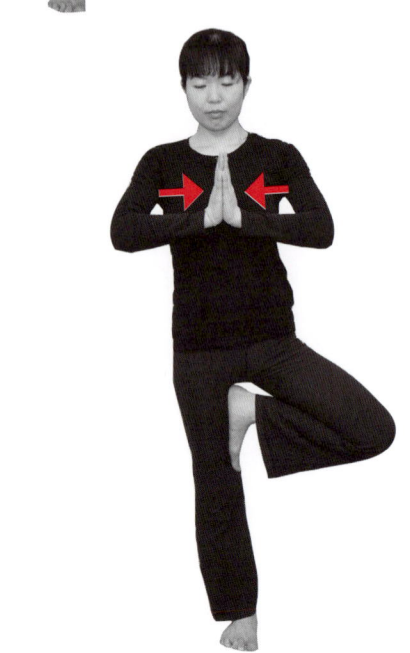

スーリヤ・ナマスカーラ

(1) 合掌して床に立ち、息を吸って両腕を上にあげて後ろに反り、

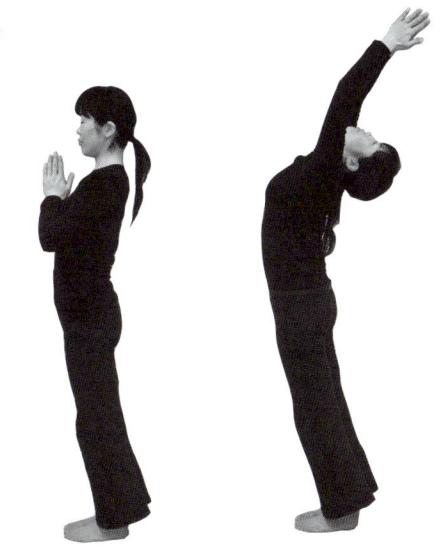

(2) 息を吐きながら両腕を下に降ろして体を前に曲げるようにして両手を床につき、

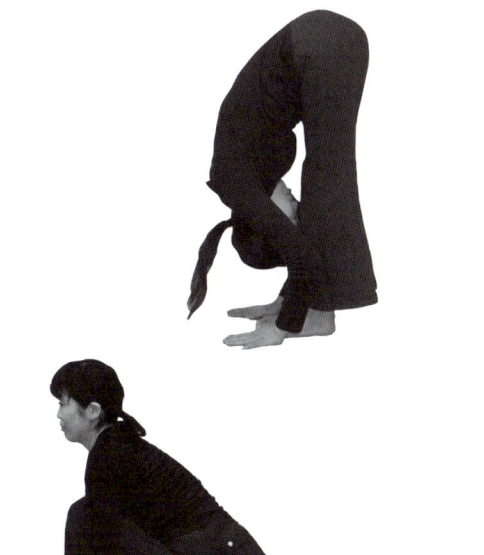

(3) 息を吸って右脚を後ろに引いて、

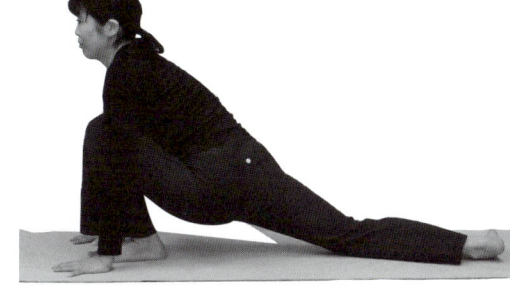

(4) 次に息は止めたままで左脚を後ろに引いて両脚をそろえ、

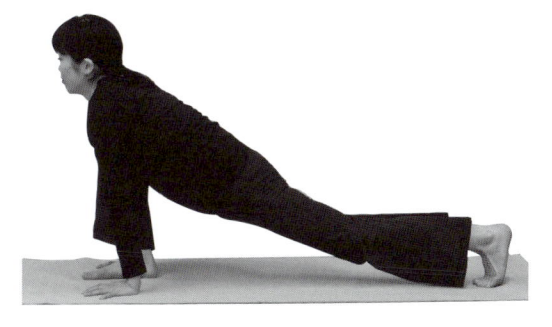

2部　ヨーガ療法実習

(5) 息を吐いて腰を両かかとの上に降ろしてしゃがんでから息を吸って1秒間休む。

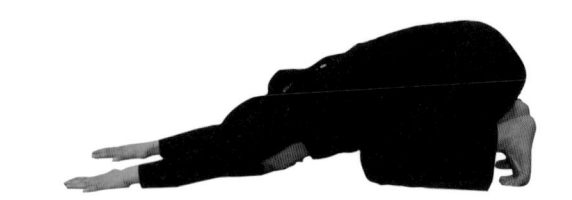

(6) 次に息を吐きながら体を前に移して額と胸を床に降ろす。

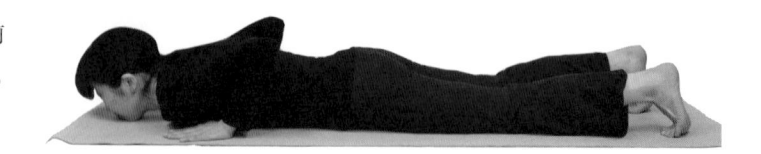

(7) 次に息を吸いながら両腕で上体を支えて後ろに反らせる。

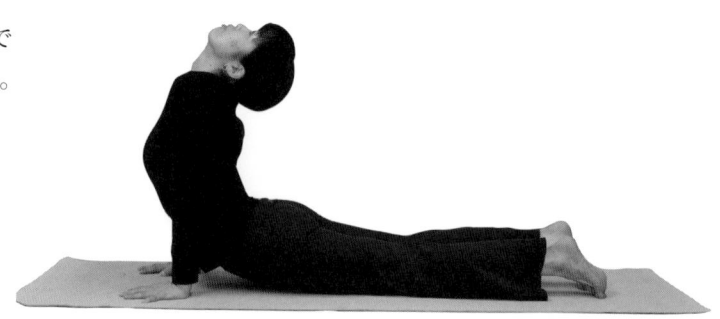

(8) 息を吐いてお尻を上にあげて、

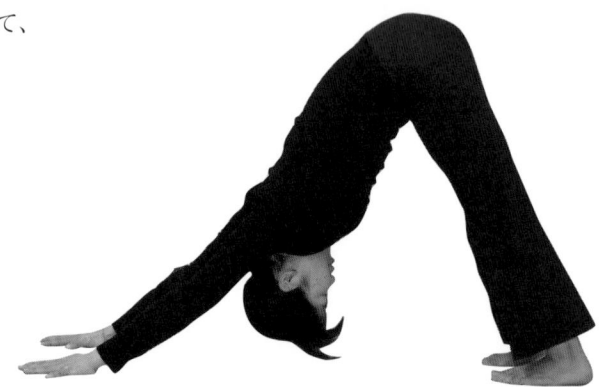

(9) 息を吸って両かかとの上に腰を降ろしてから息を吐いて1秒間ほど休む。

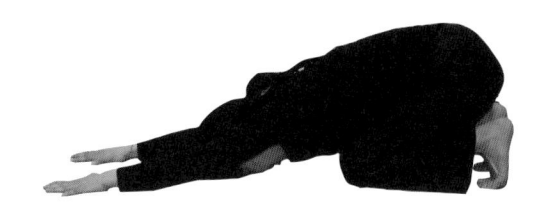

(10) 次いで息を吸いながら右脚を前に出す。

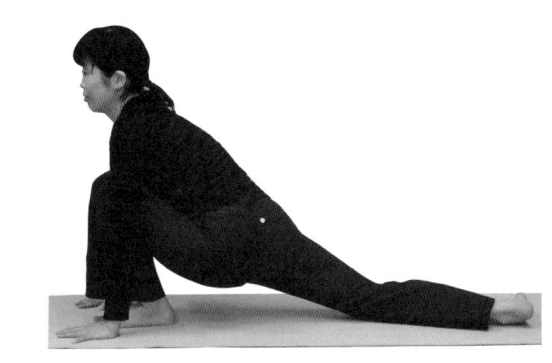

(11) 息を吐きながら左脚も前に出して上体を前に曲げた姿勢をとる。

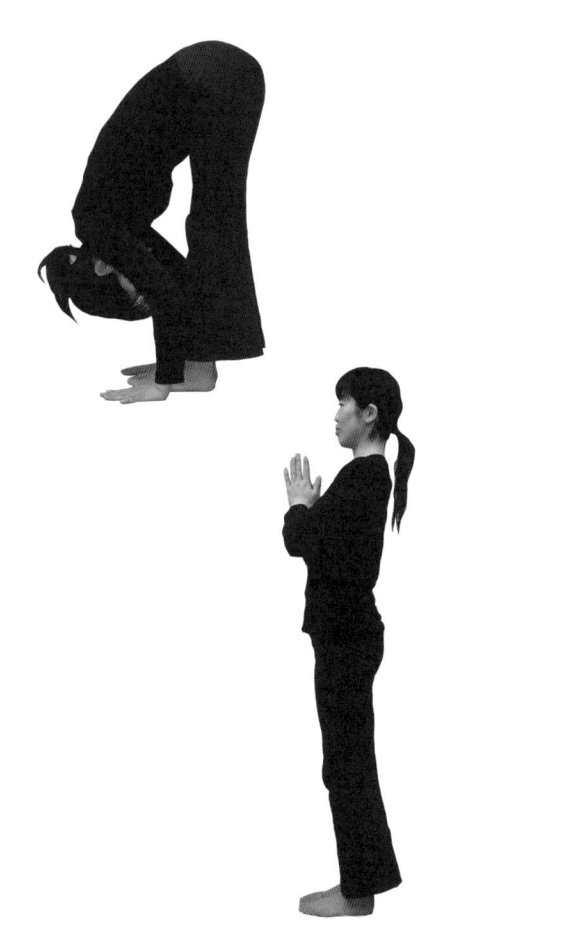

(12) 最後に息を吸いながら上体を起こし、両手を胸の前で合掌してから、ゆっくりと息を吐く。

ダイナミック・スーリヤ・ナマスカーラ

(1) 合掌して床に立ち、

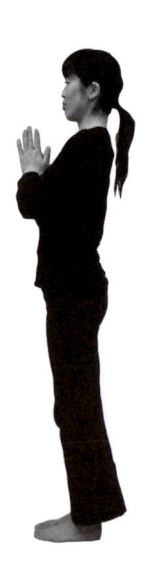

(2) 息を吸って両腕を上にあげて後ろに反り、

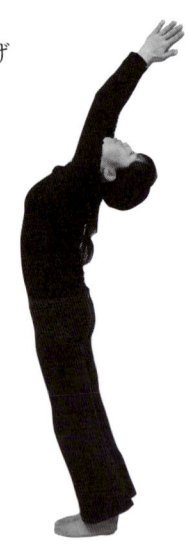

(3) 息を吐きながら両腕を下に降ろして体を前に曲げるようにして両手を床につき、

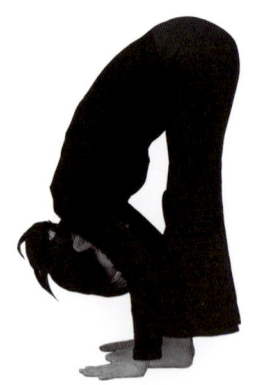

(4) 息を吸って右脚を後ろに引いて右つま先を床につけ、腰を前下方に押し下げて左膝を床と垂直に立て、顔は上に向ける。

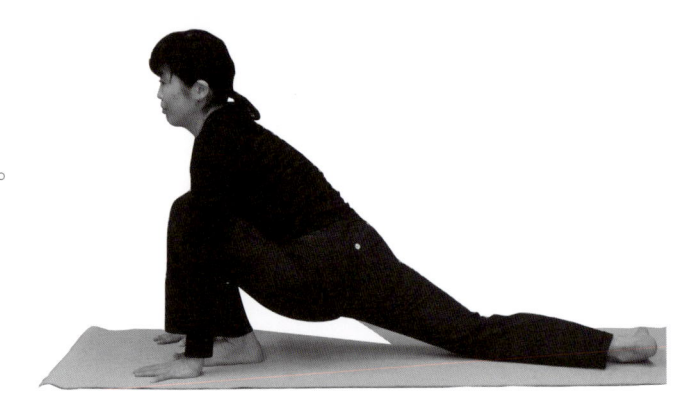

(5) 息を吐きながら左脚を後ろに引いて、体全体を両足先と両手の平で支えるようにする。

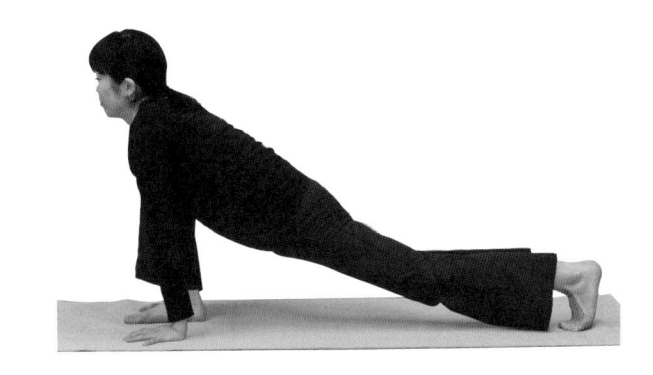

(6) 両手の平と両つま先の位置をずらさぬようにして、息を吸いながら体全体を前に滑らせてゆき、息を吐きながら床の上に額、胸、両手の平、両膝、両つま先をつけて、体を休ませる。(注：腰は床から浮かせておくが、体の８つの部分が床について伏臥位の姿勢になっているために、この姿勢を「8部分の礼拝（アーシュタンガ・ナマスカーラ）」と呼ぶ)

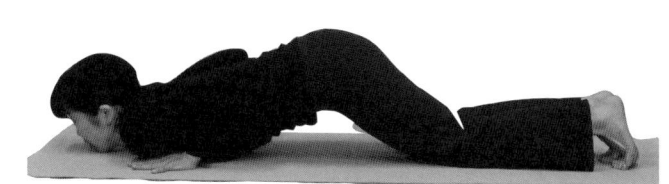

(7) 次に息を吸いながら両腕で上体を支えて後ろに反らせ、両膝は床から浮かせて、両肘も伸びきるようにさせる。

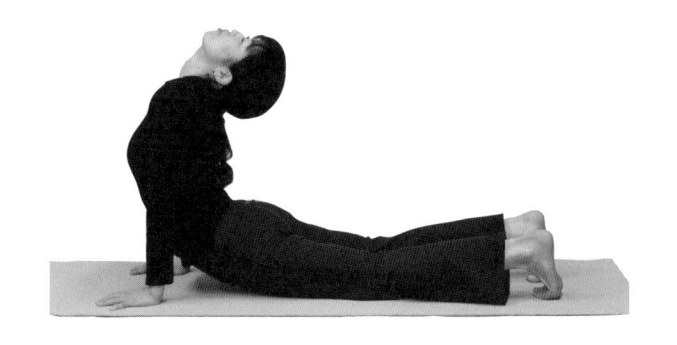

(8) 息を吐いてお尻を上にあげ、頭を両肩のあいだにできるだけ沈み込ませ、両かかとも床につくようにさせる。

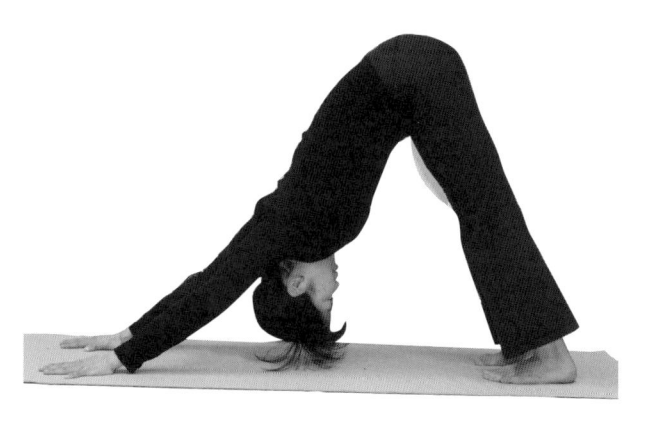

(9) 次いで息を吸いながら右脚を前に出して両手の平の間に右足が入るようにし、左つま先は床につけ、腰を前下方に押し下げて右膝を床と垂直に立て、顔は上に向ける。

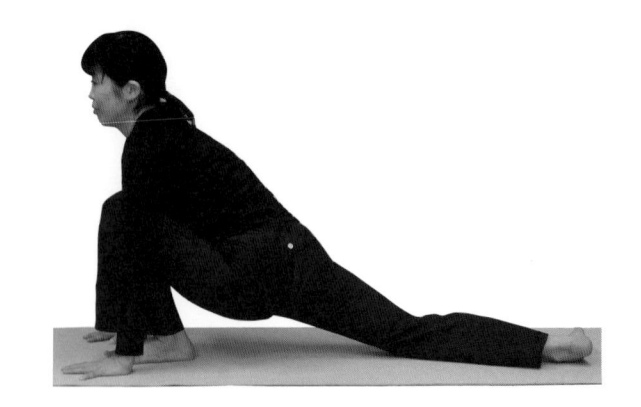

(10) 息を吐きながら左脚も前に出して両足をそろえて、上体を前に曲げた姿勢をとる。

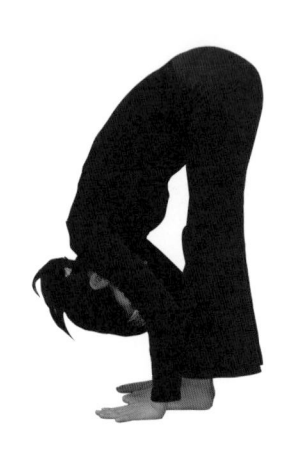

(11) 息を吸って両腕を上にあげて後ろに反り、

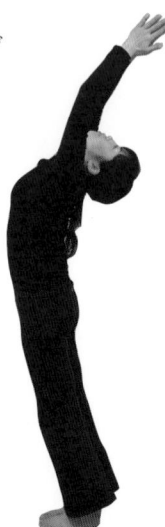

(12) 息を吸いながら上体を起こし、両手を胸の前で合掌して立位の準備姿勢(ターダ・アーサナ)になってから、ゆっくりと息を吐く。以上。

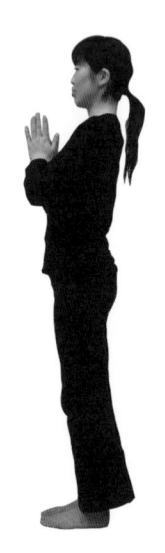

チャンドラ・ナマスカーラ（月礼拝のポーズ）

(1) 息を吸って合掌し①、次に両手で胸の前で円を描いてから②③上にあげて④後ろに反り⑤、

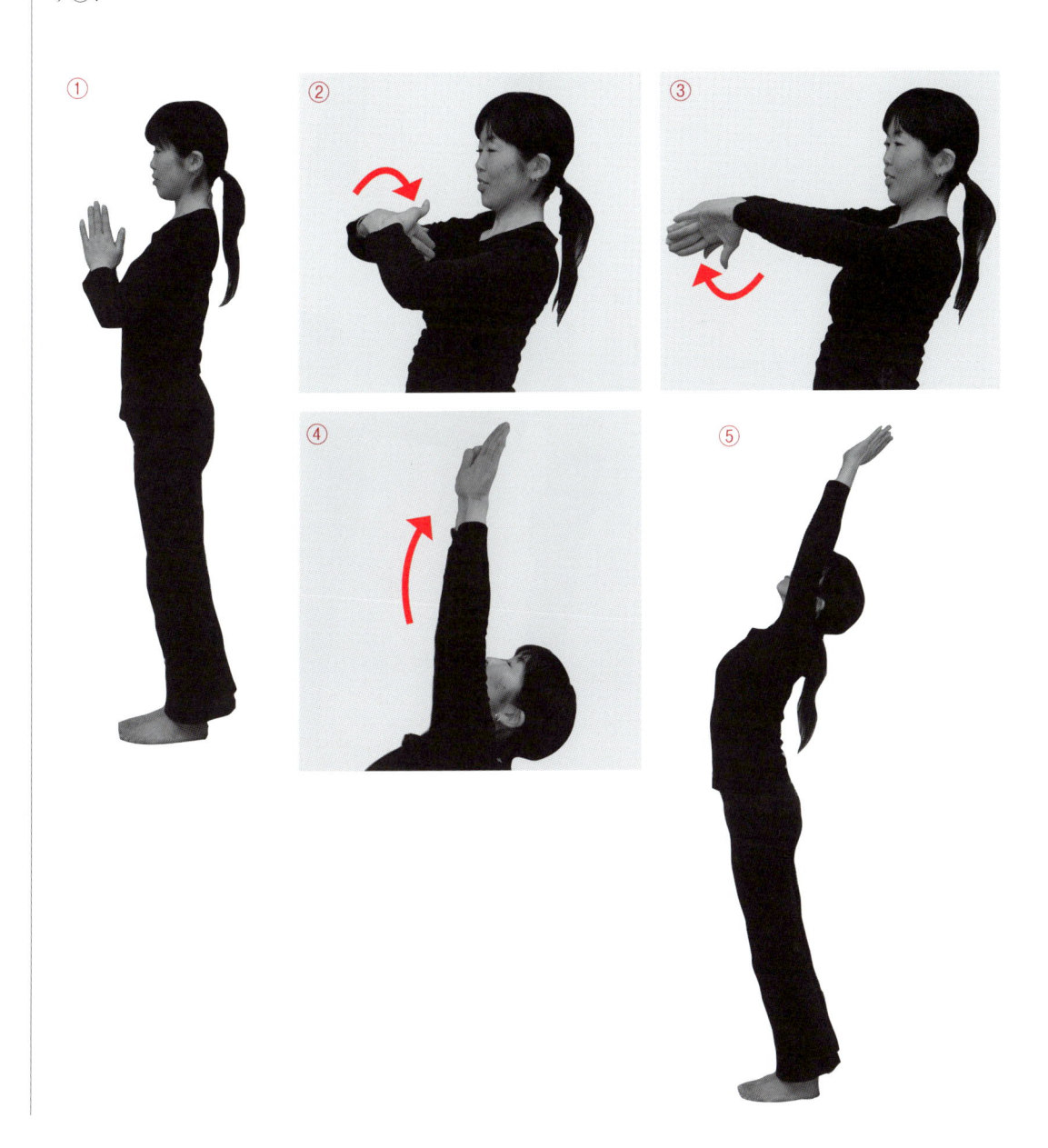

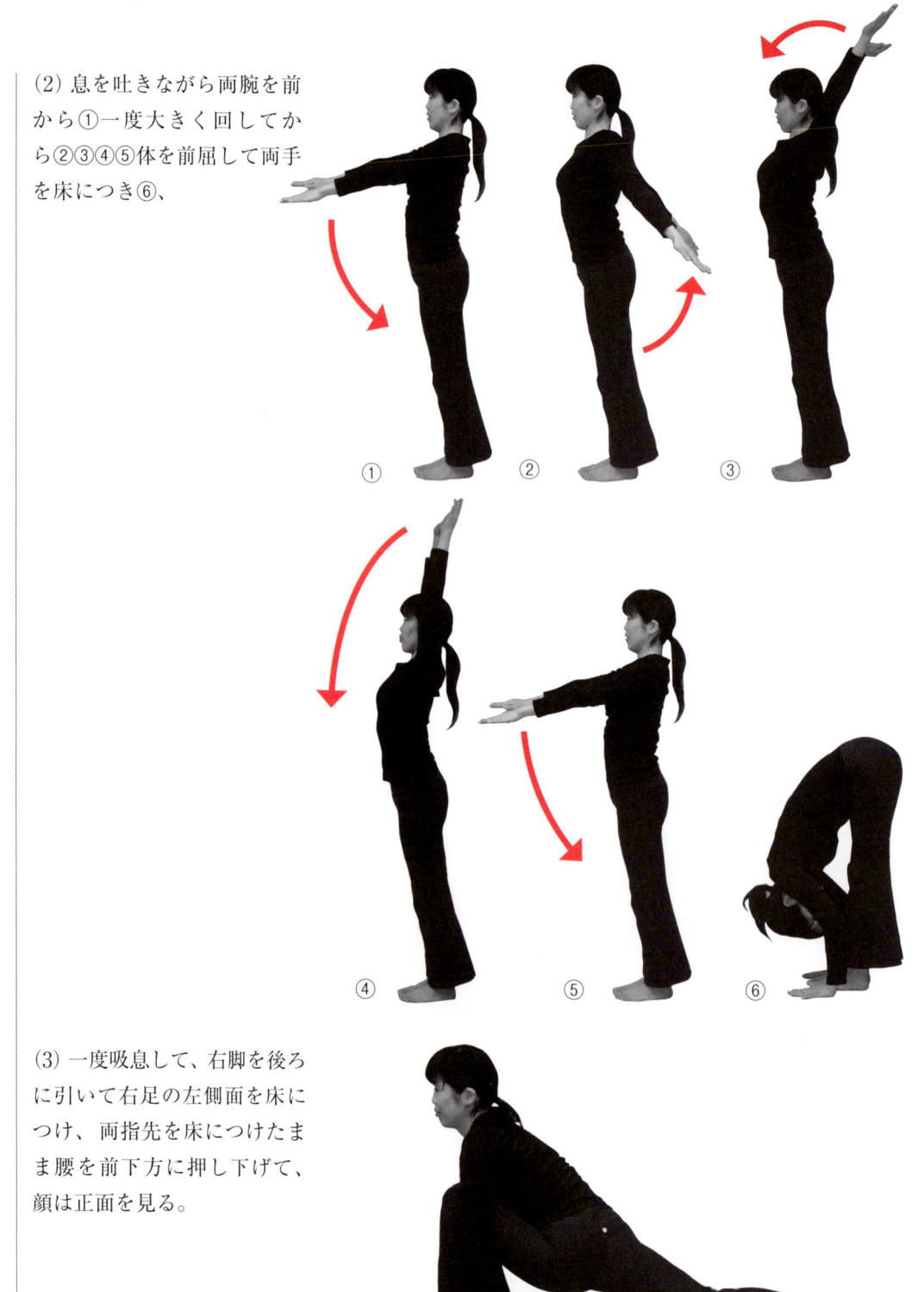

2部 ヨーガ療法実習

(2) 息を吐きながら両腕を前から①一度大きく回してから②③④⑤体を前屈して両手を床につき⑥、

(3) 一度吸息して、右脚を後ろに引いて右足の左側面を床につけ、両指先を床につけたまま腰を前下方に押し下げて、顔は正面を見る。

88

(4) 腰を上げてから両腕を頭の後ろに伸ばしたままであげてから①両手を床につけて、呼息しながら左脚を後ろに引いて両脚をそろえて、腰を山なりに高く上げてから②、吸息しながら上体を前に向かわせてブジャング・アーサナの姿勢になり③、

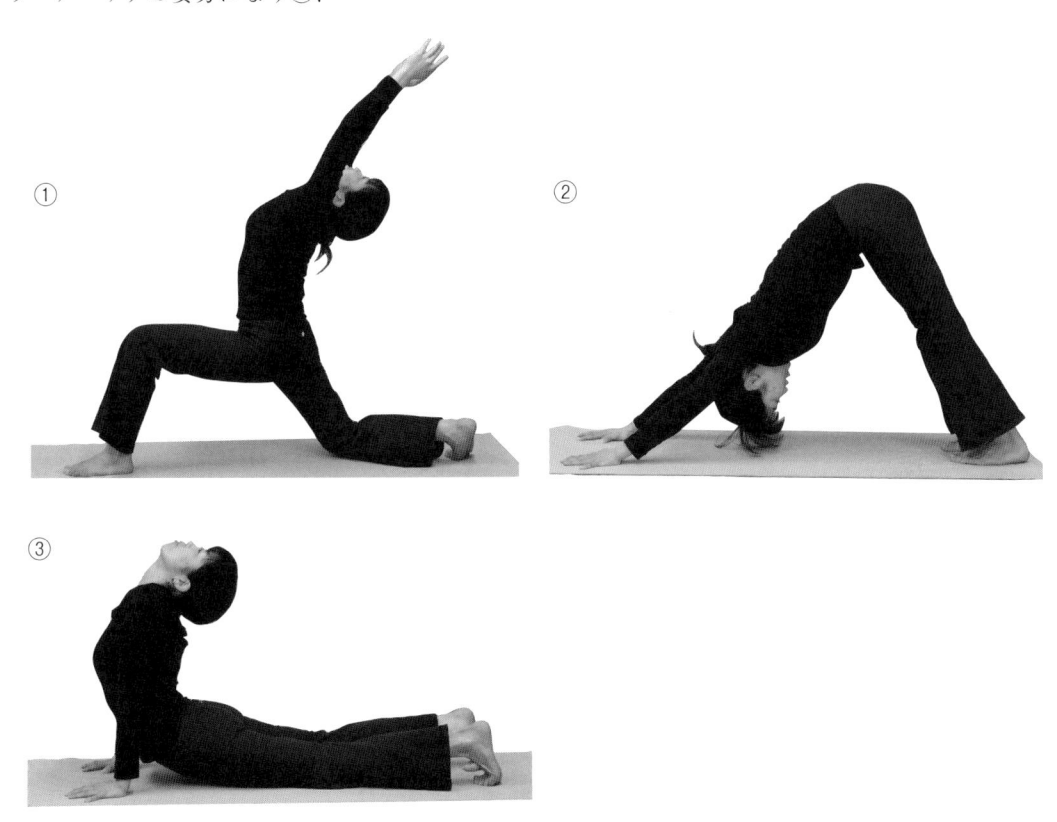

①

②

③

(5) 次いで左脚は後ろに伸ばしたままで右足だけを前に出して、両指先を床につけたまま腰を前下方に押し下げて、顔は正面を見る。

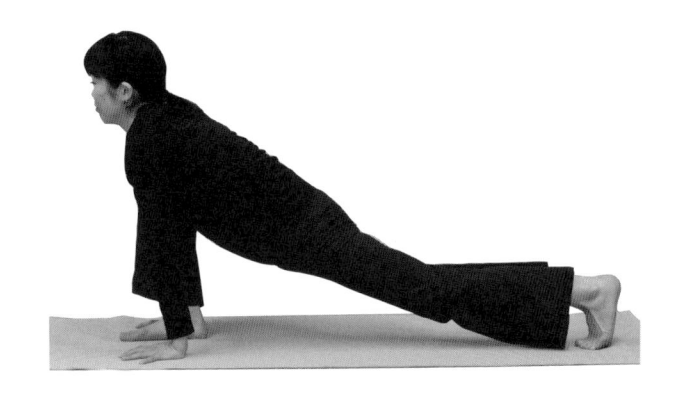

2部 ヨーガ療法実習

(6) 腰を上げてから両腕を頭の後ろに伸ばしたままであげてから①両手を床につけて、呼息しながら右脚を後ろに引いて両脚をそろえて、腰を山なりに高く上げてから②、吸息しながら上体を前に向かわせてブジャング・アーサナの姿勢になり③、

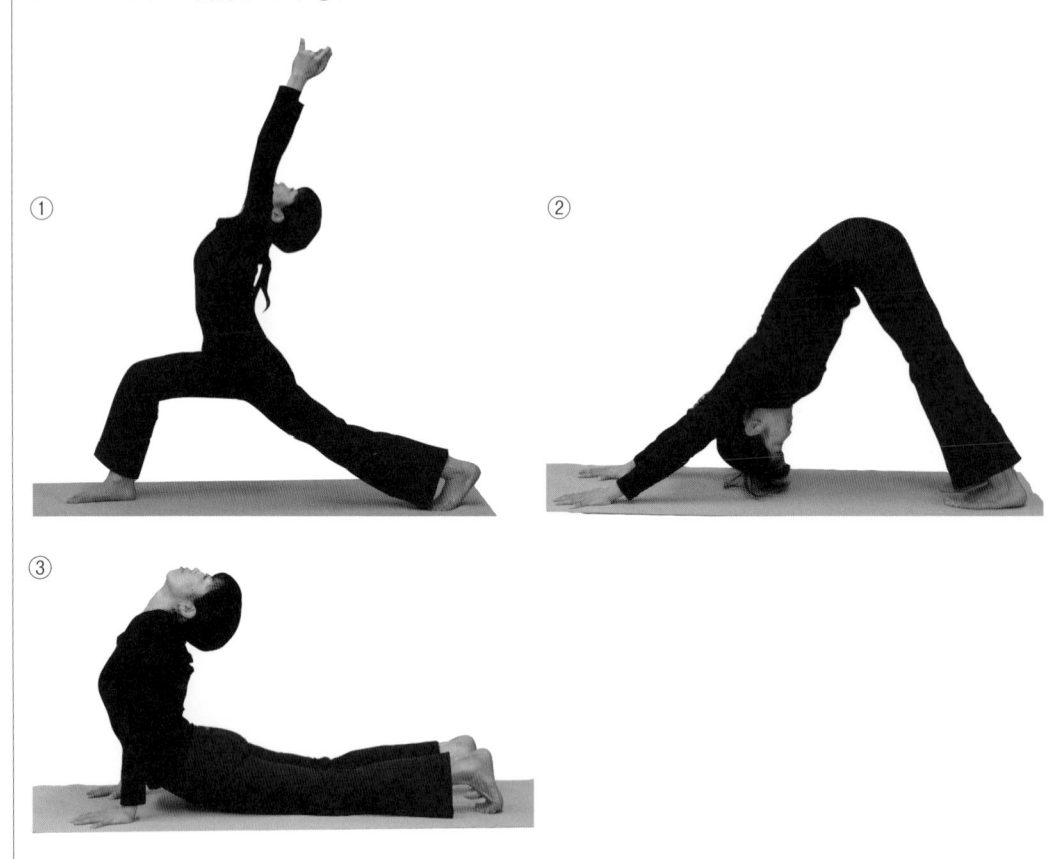

(7) 両手の平は床につけたままで、両足の位置を動かさずに両膝を曲げて両かかとの上にお尻を下ろし、

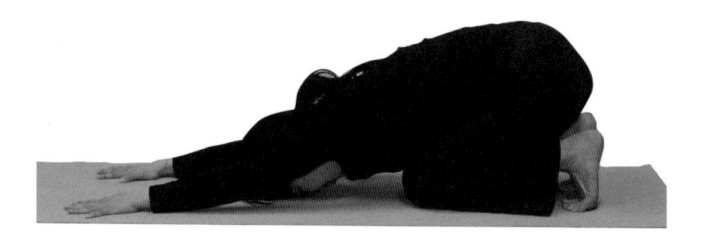

(8) 床から両手を離してかかとの上にしゃがんだ姿勢で、両腕を上に伸ばしたままで上体を後ろに反らせ①、次いで腰を高くして体を山なりにし②、

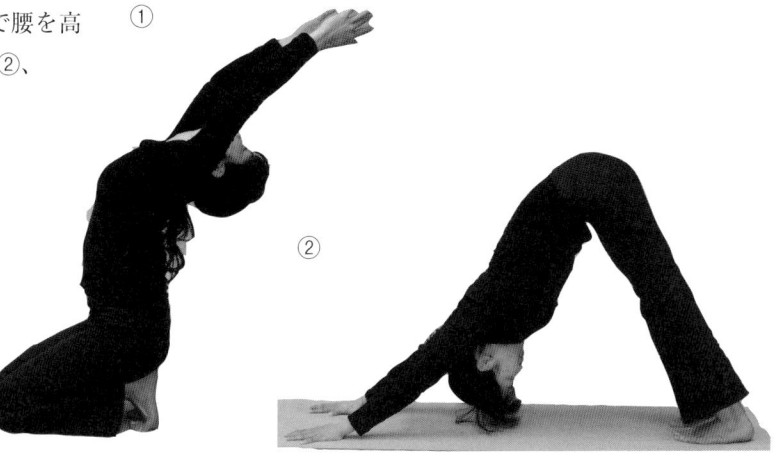

(9) 次いで、両手の平を体の前方の床について①一度ブジャング・アーサナの姿勢になり②、

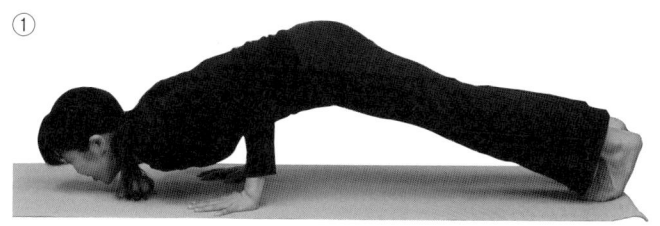

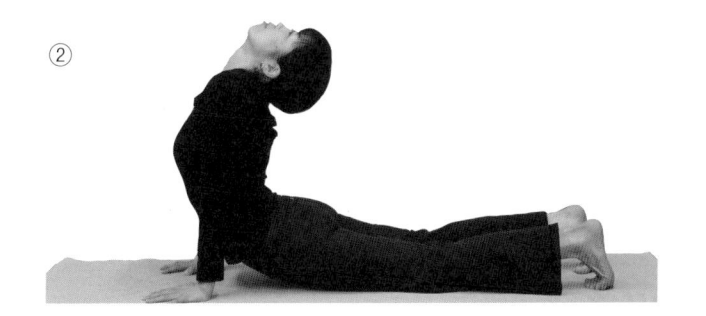

(10) 両手の平を床につけたままでかかとの上にしゃがんだら①、手の平を床から離さないようにしつつ直ぐに両足で前に跳んで②③両手の平の間に着地して前屈姿勢になり④、

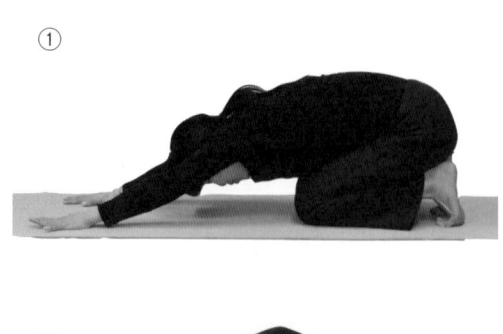

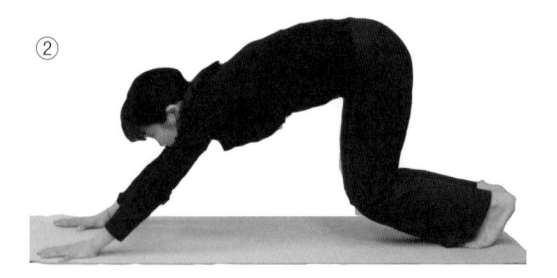

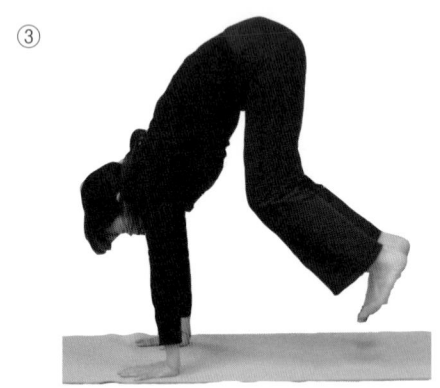

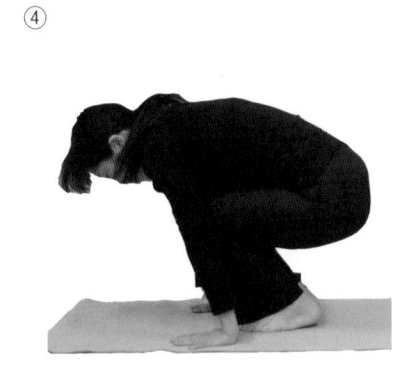

①

②

③

④

(11) 上体を起こしつつ合掌した手の平を胸前で一度回してから①②、両腕を伸ばしたまま上体と両腕を後ろに反らせ③、

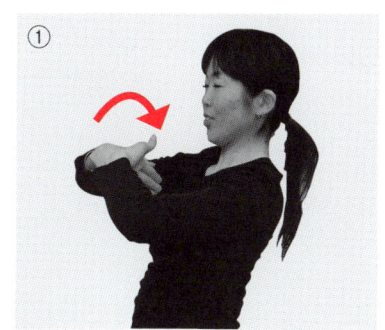

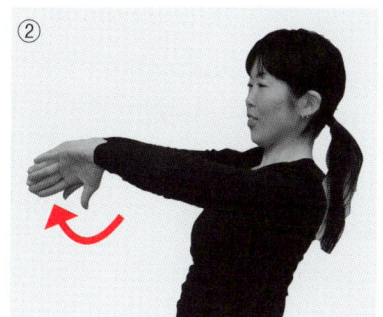

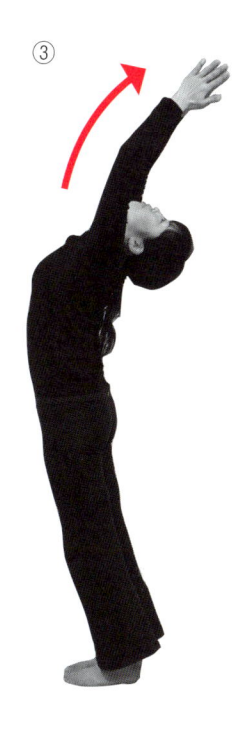

(12) 胸の前で合掌して静止して終わる。

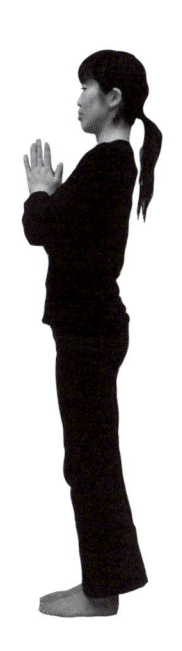

④ 各種リラクゼーション法

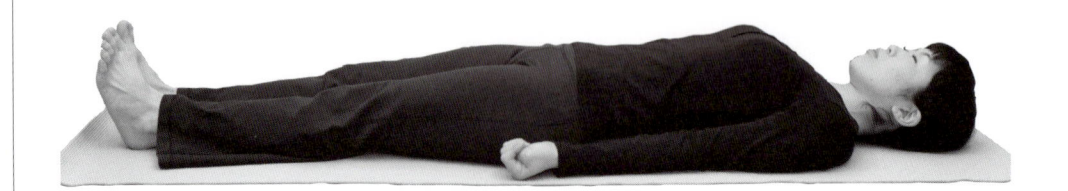

インスタント・リラクゼーション・テクニック (I.R.T.)

両脚をそろえ両腕も体側につけ、吸ってから息を止めて、両足のつま先を緊張させ続け、次に土踏まず、両踵、両足の甲を緊張させ、次に両足のふくらはぎ、両膝、両太ももを緊張させ続け、お尻も緊張。ここで息を半分吐いてお腹をへこませてから、腰、背中を緊張させて、次に、両手で握りこぶしを作って緊張させ、両腕全体、両肩も緊張させて、ここで大きく息を吸って胸を広げて胸を緊張させ、両肩も、首も、顔も、頭全体も緊張させ、体全体を緊張させ、もっと緊張させ、もっと緊張させて。ここで息を吐きながら体全体の力を抜く。両脚、両腕を広げて脱力して自然呼吸を続け、体全体がリラックスしているのを感じ、心臓の鼓動も感じて、体全体に生じてくる変化を感じる。

しばらくリラックスした後に、左腕を頭上の床まで伸ばし、左半身を下にして床の上に横になり、右腕は胴体の上に伸ばしておき、自然呼吸を数回数えるあいだ床についている体の部分を感じる。次に右半身を下にして同じく右半身の感覚を意識化する。その後に起きあがって床に座る。

クイック・リラクゼーション・テクニック (Q.R.T.)

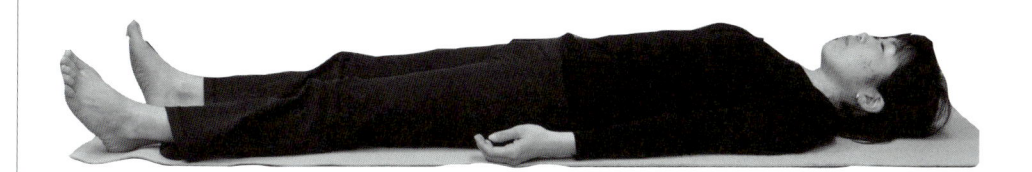

＜第1段階＞両目を閉じて仰向けのシャーヴァ・アーサナになり、呼吸と共に動く自分のお腹の動きに現れる自然呼吸を10数回数えて意識化し、動きが乱れている場合は滑らかな動きになるようにお腹の動きを調整する。

＜第2段階＞次はゆっくりとした深い呼吸とお腹の上下運動とを連動させ、ゆっくりと深く大きく息を吸った時にお腹が膨らんで、ゆっくりと深く息を吐く時にへこんでゆく腹部の動きを10数回意識化する。

＜第3段階＞次は息を吸ってお腹が膨らんだ時に、全身にエネルギーが満ちあふれて体が軽くなるのを感じる。息を吐いてお腹がへこんでいく時には全身の力が抜けてゆくのを感じる。この呼吸とお腹の動きとエネルギーの増減を10数回呼吸する度に意識化し続ける。(注：息を吸う時には血中の糖分と酸素とが結びついて燃えるので、そこにエネルギーが増大してくるイメージを持ち、息を吐く時は、燃えかすと共に否定的な感情が吐き出されてゆくイメージを持つようにさせる)

・最後に息を吐くときに、「ン〜音」を全身に響くように低い波長で詠唱し、それから起き上がって床に座ってから眼を開ける。

ディープ・リラクゼーション・テクニック (D.R.T.)

シャーヴァ・アーサナの姿勢から一度腰を浮かして一番快適な位置を見つけてから腰を床に降ろし、両手両足も伸ばして頭も快適な位置に安定させるようにする。

<第1段階>
- まず右足のつま先の力を抜く。右足の裏、足の甲、足首、ふくらはぎの力を抜く。右膝、膝の裏、更にももの力を上に向けて抜いて行く。右脚の付け根の力を抜く。
- 続いて、左足のつま先の力を抜く。左足の裏、足の甲、足首、ふくらはぎの力を抜く。左膝、膝の裏、更にももの力を上に向けて抜いて行く。左脚の付け根の力を抜く。
- 続いてお尻の力を抜く。下腹部、お腹、おへそのまわりの力を抜く。
- これで下半身の全ての力が抜けたので、息を吸ってから「アー」という音を下半身に響かせてその微妙な波動の余韻までもしっかりと意識化する。
- では息を吸って、「アー・・・」

<第2段階>
- 次は胴体の背中の方、腰の力を抜く。肩に向けて上へと背中の力を抜いて行く。肩甲骨のあたり、両肩の後ろの力を抜き、そのまま肩の前へきて、胸の力を抜く。
- 胸から下におりてみぞおちの力を抜いて、お腹、下腹部と力を抜く。
- これで胴体の全ての力が抜けたので、今度は右腕の付け根の力を抜き、右上腕の力を抜く。右肘、前腕、右手首、手の平、手の甲、全ての指の力を抜く。
- 次いで、左腕付け根の力を抜き、上腕の力を抜いて行く。左肘、前腕、左手首、手の平、手の甲、全ての指の力を抜く。
- これで胴体と両腕の全ての力が抜けたので、今度は大きく息を吸って「ウー」の音をこれらの部分に響かせて、その波動を意識化する。
- では息を吸って、「ウー・・・・」

<第3段階>
- 今度は首の後ろを意識化してその力を抜く。後頭部、頭のてっぺん、額、両こめかみ、両眉毛、両目、両耳、鼻、両頬、唇、歯、あごの力を抜く。顔全体が微笑んでいるのを意識化する。首の前の力も抜き、もう一度両肩の力を抜く。
- これで首と頭部の力が抜けたので、今度は息を吸ってから「ンー」と音をこれ

らの部分に響かせて、その響きを意識化する。
・では大きく息を吸って「ンー・・・・」

<第4段階>
・それではここで、体全体を意識化する。
・大きく息を吸ってから「ア」は下半身、「ウ」は胴体と両腕、「ン」は首と頭に響かせて、その余韻も感じ取る。
・では息を吸って、「アーウーンー」。

<第5段階>
・次は、体から自分の意識を分離させる。
・静かにゆっくりと自分の意識を肉体から抜け出させ、その意識を体の上の方にあげて、部屋の天井の高さにまで上げ、そこから力無く床に横たわる自分の肉体を見るようにする。
・こうした意識化の作業で、私たちはより鮮明に自分の体を客観視できるようになり、その体自体にも力を復活させることができる。

<第6段階>
・この天井に浮かんだ意識状態から更に今居る建物の上にまで、自分の意識を上げてゆくようにし、建物の上の空間に抜け出た意識の状態を心地良く感じるようにする。そして更に意識が青く透きとおる空の中にあることを感じ、自分を拘束する体の感覚から抜け出て自分本来の自然状態に、更には万所に遍在される意識の中に溶け込んでゆく感じを意識化できるようにする。こうして無限に広がる青い空に溶け込みながら、同時に自分自身が無限の力によって満たされ、完全な自由と歓喜とに包まれているのも意識化するようにする。
・こうして自分の意識を無限の存在と合一させる。永遠との合一（アナンタ・サマーパティ）を実現させ続けて１～２分間その境地に留まる。
・その歓喜と至福の思いを持ちつつ、ゆっくりと自分の肉体に向けて意識をもどしてくる。床の上に横たわる肉体の中にゆっくりと意識を入れてくる。

<第7段階>
聖音アウンを一度声を出して詠唱する。「ア・・・ウ・・・ン・・・」
・アウンの波動が全身に響き渡り、全身を優しくマッサージしてくれるのを感じる。
・この状態で、心の中で誓いの祈りを行い、その健全な思いをわき上がらせる

祈りが、終日にわたって自分自身を勇気づけ、無限なる存在とのつながりを保たせてくれるようにさせる。
・これら誓いの祈りは、以下のような短く健全なものがよい。
「私は幸福である」
「私は健康である」
「私は誰とでも仲良くできる」
「私の免疫力はよく働いている」
「私は神様を信じている」
・そのままの祈りを意識化し続ける。数十秒間経過。

<第8段階>
・誓いの祈りを充分な時間をかけて行った後に、まず両つま先と両手の指とを少しずつ動かし、頭部も左右に少しずつ動かしてから、体全体をゆっくりと動かすようにする。
・この時、体全体が軽快になり、よく覚醒しており、生き生きとして力に満ちあふれているのを意識化できるようにする。
・両足をゆっくりと動かしてそろえ、両腕もゆっくりと体の横につけるようにする。その後に、左右どちらでも気持ちの良い方の体側を下にして、床の上に横になる。
・次いで、心の平安さと静けさとを乱さないようにして、自分の最も心地よい座り方で静かに床の上に座る。
・この時まだ、両目は静かに閉じ、顔には微笑みを浮かべておく。
・そのまま自然呼吸を数回数えるあいだ、体全体を意識化し続ける・・・。
・次いで感謝の礼拝をするので、背中で両手の指を組んで大きく息を吸って胸を広げ、吐きながら上体を前に倒す。前に頭を倒しつつ、今日のヨーガ療法が無事に実習でたことを感謝する。
・次いで息を吸いながら上体を起こす。
起こしたならば両手を離して、両手の平を胸の前で擦り合わせる。擦り合わせた手の平が暖かくなったならば、その手の平を閉じた両目に当てて、それから両手の平の中でゆっくり両目を開く。
・両手を離して胸の前で合掌する。感謝。
これで全てのディープ・リラクゼーション・テクニック(DRT)を終わらせる。感謝。

<注意事項>
・腰痛などの体に痛みのある人の場合には、椅子に座って、このリラクゼーション技法を行うなど体位を工夫して行っても良い。

座位のリラックス姿勢 (シティラ・ダンダ・アーサナ)

シティラ・ダンダ（杖）・アーサナは座位のリラックス姿勢である。
この姿勢では両脚を床の上に肩幅に広げて伸ばし、指を体の後ろに向けて両手の平を体の後ろの床につき、両腕で少し体重を支える以外は体の全ての力を抜いて床に座る。顔はやや上を見るようにしておく①。

- ダンダ・アーサナは両脚をそろえて床に座り、両手の平は尻の両横の床につき、これからヨーガ療法の動きを開始する前にとる座位の準備姿勢である②。
- 両姿勢とも、両目を閉じて体の状態を意識化しておくことが大切である。

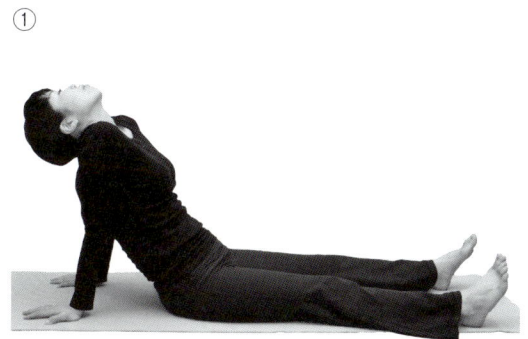

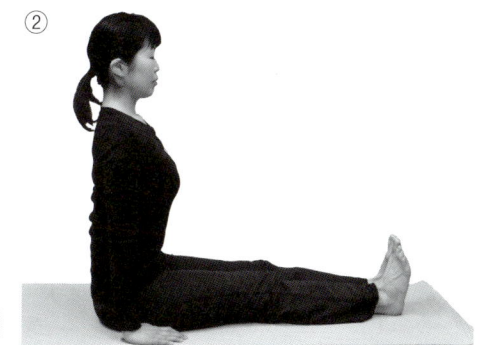

① ②

立位のリラックス姿勢 (シティラ・ターダ・アーサナ)

- シティラ・ターダ（山）・アーサナは立位のリラックス姿勢です。この姿勢では両脚を肩幅に広げて両腕は体側につけて、体の力を抜いて床に立つ①。
- ターダ・アーサナは両脚と両腕をそろえて床に立つ日本語で「気をつけ」の姿勢と呼ばれるもので、これからヨーガ療法の動きを開始する前にとる立位の準備姿勢である②。
- 両姿勢とも、両目を閉じて体の状態を意識化しておくことが大切である。

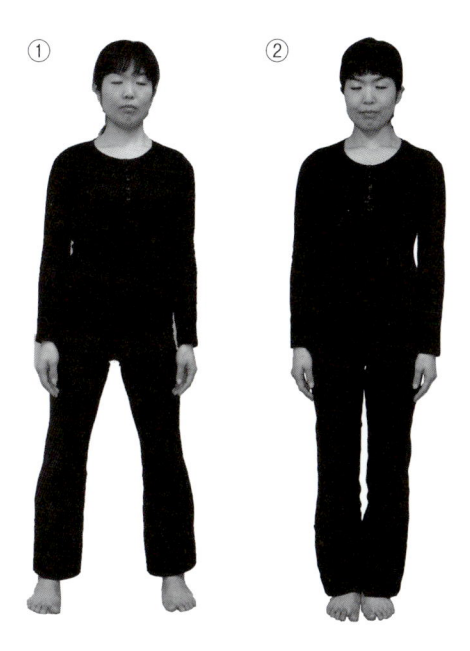

① ②

伏臥位のリラックス姿勢 (マカラ・アーサナ)

- マカラ（ワニ）・アーサナは伏臥位のリラックス姿勢である。床の上にうつ伏せになり、両脚を肩幅に広げて両足のつま先が外か内に向くようにし、両手の平は重ねてその上にあごか額をのせて体をうつ伏せにして休ませる姿勢である①。
- この伏臥位の準備姿勢（スティティ）は両脚はそろえて伸ばし、両腕も頭の上の床にそろえて伸ばすか②、体に沿って下に伸ばす③姿勢もある。
- 両姿勢とも、両目を閉じて体の状態を意識化しておくことが大切である。

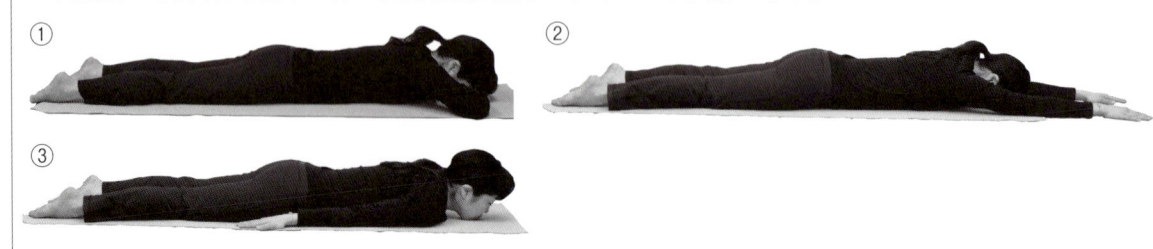

仰臥位のリラックス姿勢 (シャーヴァ・アーサナ)

- シャーヴァ（屍）・アーサナは床の上に仰向けになるリラックス姿勢である。両腕と両脚を少し広げて全身の力を抜いておく①。
- 仰臥位の準備姿勢（スティティ）は両腕はそろえて頭の上の床につけるか②、体側につけ③、両脚もそろえて床の上に伸ばしておく。
- 両姿勢とも、両目を閉じて体の状態を意識化しておくことが大切である。

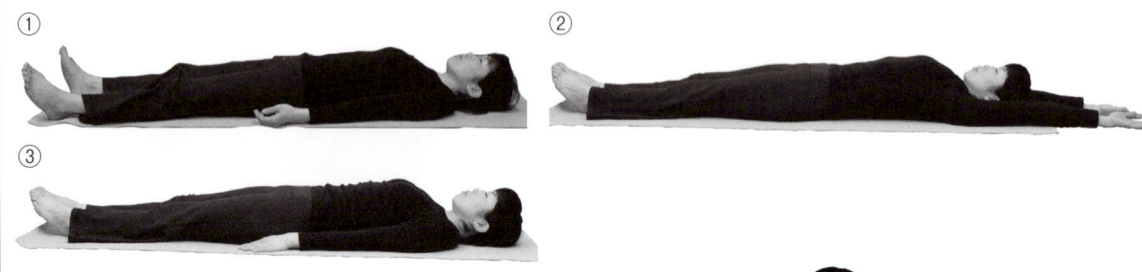

座位の瞑想姿勢 (パドマ・アーサナ)

- パドマ（蓮華）・アーサナは床の上に結跏趺坐する姿勢である。両脚を組んで両手は両膝の上におく。
- この姿勢で両目を閉じて聴聞・熟考・静慮・悟りの意識状態に入り続ける。

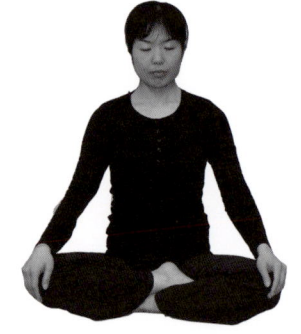

2　呼吸次元のバイオフィードバック法

　ヒマラヤ山中で永年ヨーガ行者たちが行じてきた技法が全てヨーガ療法として使えるわけではありません。

　私も聖師スワミ・ヨーゲシュワラナンダ大師様から100種類を越える伝統的呼吸法（プラーナーヤーマ）の手ほどきを受けておりますが、これらは心身強健なヨーガ行者が行じても、その行じ方を誤ると、心臓等の体を悪化させるからです。16世紀頃に書かれたと言われているハタ・ヨーガ教典であるハタ・プラディーピカー（注：スヴァートマーラーマ師著）の第2章1節にも「ヨーガ行者はアーサナ（ヨーガ体位法）が確実にできるようになってから感覚器官を克服し、健康食を程々に摂り、導師の指導の下でプラーナーヤーマを行じるべきである」と書かれています。

　弟子や生徒の心身状態を良く知る導師の指導を受けずに、本などを読んだだけの独学では、ヨーガの呼吸法は正しく実習できないのです。それというのも、この呼吸法の場合は①呼吸の速さ、②呼吸の強さ、③呼吸の回数から成り立っていますが、③の回数は文字で書けたとしても、①と②は文字では書けない実習技法だからです。

　私も伝統的なヨーガ呼吸法をヒマラヤ山中で導師様から習うときは、ともかく導師様のすぐ前に座って、導師様が見せて下さる伝統的呼吸法一種類ずつの呼吸の速さと（鼻息の）強さとを肌で感じられるようにしていました。そうして見習ってもまた、自分なりの癖がついてしまいますので、再び導師様や兄弟子達の行じ方を見ては、自分の癖を修正して伝統行法を身につけて来ました。

　こうした伝統的調気法は、ラージャ・ヨーガの導師の指導の下で身につけたヨーガの調気法でなくてはならないのと同じく、ヨーガ療法とさせるには、これら伝統的ヨーガ呼吸法を一般人や弱者でも実習できるように修正しなくてはなりません。そうした修正が施された調気法が、ヨーガ療法の呼吸法なのです。

　こうした修正作業はマハラシュトラ州ロナワラ市に世界で初めて開設された科学的ヨーガ研究の施設、カイヴァルヤダーマ・ヨーガ研究所で1920年代からなされて来ました。私がその大学で学んでいた時も、珍しい行法を行じるヨーガ行者が研究所に呼ばれて被験者として調べられていましたし、時にはそれら行者が教室内に呼び込まれて私たち学生の前でその行法を見せるように教授陣が仕組んでもくれていました。

　そうした行法は弱者の人々でも行じられる工夫が施されていますから、例えば「ウジャイー・プラーナーヤーマ」のように、ヒマラヤ山中では音も立てずに静かに行じられる呼吸法でも、素人が実習しやすいように、のど元で摩擦音を出すようにと修正されて世界中に発信

されているものもあります。

　また、ヨーガ療法では息止めになるクンバカ呼吸法は指導されません。それは、このクンバカを誤って実習すると心臓等に多大な障害を引き起こしかねないからです。この事実に関してヨーガの生理学的研究を永年にわたって行ってきた大貫稔先生（筑波大学名誉教授）はその論文の中で、以下のように記しています。

　「この『息こらえ（クンバカ）』は、西洋医学のvalsarva試験に相当し、声門を閉じた状態で怒責するため迷走神経を刺激して、徐脈、血圧の低下を来す」（「西洋医学からみたヨーガの効用」日本健康医学会JHMS Journal Vol.10 No.1,2001浦和短期大学学長大貫稔）。

　この怒責（どせき）とは声門を閉じて肺から呼気を呼出しようとする動作です。この動作により胸腔・腹腔内圧が上昇し、動脈圧の一時的な増加を起こし、最高血圧も最低血圧も著しく増加すると言われています。この胸腔内圧による静脈系の変化は静脈弁により逆流が防止されているものの、胸腔への静脈血の流入が阻害され、結局は静脈還流が低下し心拍出量の低下が起こり、著しい低血圧となり、それによって脳虚血となり失神が起こることもあるのです。例えば私たちが力を込めて等尺運動をしつつ息こらえのクンバカをした場合、怒責するわけですから、この怒責により動脈圧の上昇により血管壁への障害が起こる可能性があります。また左心室への負担が増すことから過度の求心性左心室肥大を招く恐れがあるとも言われています。ですから、アイソメトリックの等尺運動の際には、呼息で負荷をかけ、吸息で力を抜くように指導されるわけです。

　こうした理由で伝統的ヨーガの呼吸法の中でも、一般人向けに修正されたヨーガ療法の呼吸法として使用できるものと、クンバカのようにそうでないものがあることがお分かりになったと思います。

　それでは以下に、代表的なヨーガ療法の呼吸法を解説いたしますが、これらは文字で読んだだけで実習を開始せずに、必ずお近くの一般社団法人日本ヨーガ療法学会認定ヨーガ療法士から直接に指導を受けるようにしてください。

(1) 両鼻のアヌロマ・ヴィロマ
　　（別名：スカ・プラーナーヤーマ）呼吸法

　この呼吸法の場合は、両鼻を同時に使って息の出し入れする。ヨーガの呼吸法の中で最も単純な呼吸法の一つであるが、両鼻から数を数えてゆっくりと吸息し、次いでゆっくりと吸息の2倍の長さで呼息する。この呼吸法はベッドに横になりながらでも、立ったままでも実習できるが、仕事場で行ってもかまわない。この呼吸法は、あとに出てくるナーディ・シュッディ呼吸法同様に、その実習で心身の新陳代謝率が下がり、免疫力も高められ、ナチュラルキラー細胞の働き（賦活化）が高まることが確かめられているので、自分でできる免疫療法として癌患者さんたちにもこの呼吸法実習が勧められている。

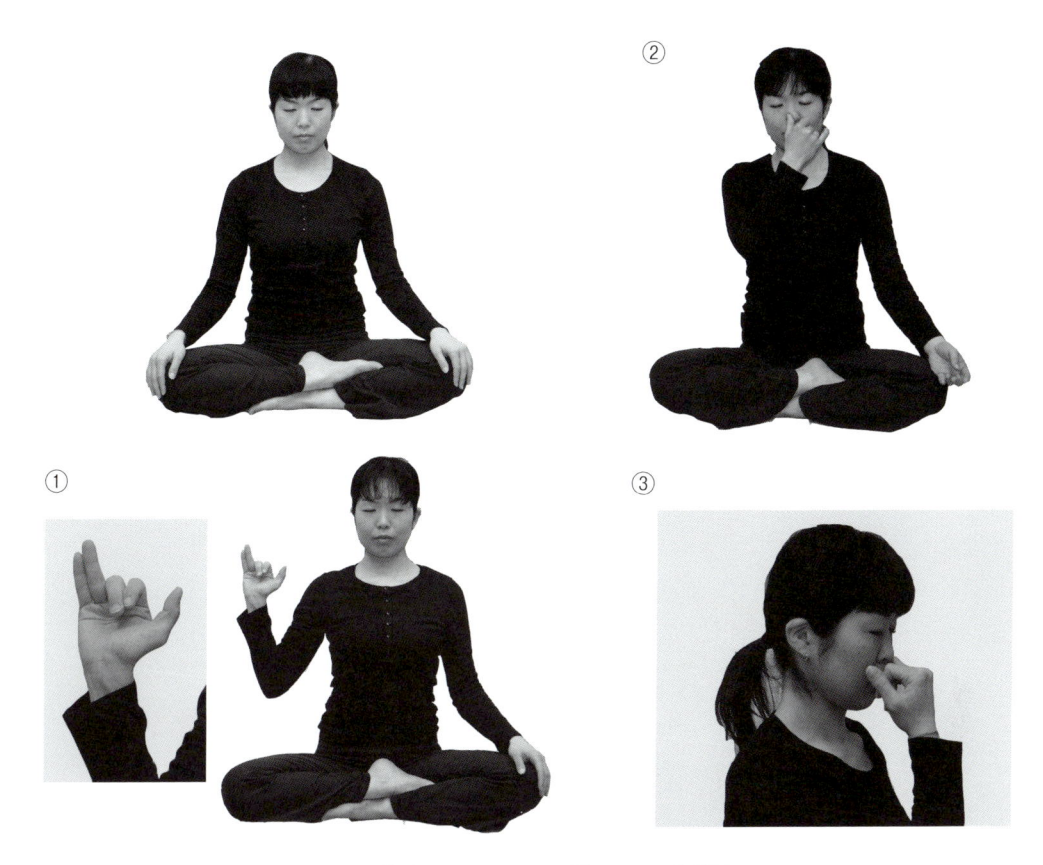

片鼻のアヌロマ・ヴィロマ呼吸法

(2) 片鼻のアヌロマ・ヴィロマ呼吸法

　この片鼻のアヌロマ・ヴィロマ呼吸法の場合は、左右いずれかの鼻を使って呼吸をする。左鼻だけを使う場合はチャンドラ・アヌロマ・ヴィロマ呼吸法、右鼻だけを使う場合はスールヤ・アヌロマ・ヴィロマ呼吸法と呼ばれている。

a. チャンドラ・アヌロマ・ヴィロマ呼吸法

　この呼吸法の場合は、吸息と呼息を左鼻だけを使って実習する。右手でナーシカー・ムドラー①を造り、右鼻を右親指で押さえたまにして、右肘を腹部に付けて両肩の力を抜き、顔もリラックスさせて、左鼻だけで呼吸する②③。

b. スールヤ・アヌロマ・ヴィロマ呼吸法

　この呼吸法では、常時左鼻を閉じて、吸息と呼息を右鼻だけを使って行う。

(3) 両鼻交互のアヌロマ・ヴィロマ呼吸法

　この方法では、以下に示す三種の吸息と呼息の組合せてゆっくり呼吸する。

a. チャンドラ・ベダナ呼吸法

正座か結跏趺坐、あるいは簡単なスカ・アーサナで床に座り、右手でナーシカー・ムドラーを造り、右親指で右鼻を押さえる。左鼻からゆっくりとなめらかに息を吸い入れ、次いでゆっくりと倍の長さで右鼻から息を出す。1回の実習につき2～9ラウンド繰り返す。

b．スールヤ・ベダナ呼吸法

このスールヤ・ベダナ呼吸法は、先のチャンドラ・ベダナ呼吸法の場合とは正反対の実習の仕方になる。

c．ナーディ・シュッディ呼吸法

右手でナーシカー・ムドラーを造り、右手の親指で右鼻を押さえてふさぎ、左鼻から吸息する。次に右鼻からゆっくりと息を出すために、左鼻を右手の薬指と小指で押さえて閉じる。その後にゆっくりと、右鼻から吸息する。その後にナーシカー・ムドラーを造った右手の親指で右鼻を押さえて、左鼻から呼息する。吸息と呼息にかける長さの割合は1：2とする。

以上がナーディ・シュッディ呼吸法の1ラウンドであるが、1回の実習で2～9ラウンド繰り返す。

(4) 両鼻カパーラバーティ

私たちの通常の呼吸作用では、吸気が能動的に行われて呼気は受動的に行われるが、カパーラバーティの場合には逆で、呼気が能動的に行われて吸気は受動的に行われる。腹直筋を使って両鼻から呼息し、続いて自然に吸息させる。具体的には学会認定ヨーガ療法士の指導下で実習することが必要である。特に以下の事項に注意する。

1）実習中は、上体を前後左右に動かさないようにする。
2）顔をしかめて実習していると、顔の筋肉を引きつらすので注意する。
3）満腹時はもちろん、胃の中に半分でも食べ物が入っている状態の時にこのカパーラバーティを実習してはならない。
4）高血圧、虚血性心臓疾患、椎間板ヘルニア、脊椎分離症の者で特にヨーガ療法を実習し始めたばかりの者はこのカパーラバーティを実習してはならない。生理中の女性、妊娠中の女性は実習してはならない。

(5) ブラーマリー呼吸法

この呼吸法は蜂の羽音を頭や体全体に響きわたらせ、その音の広がりだけに集中する調気法である。両鼻から息を吸って、再び両鼻から吐きながら「ン～」という蜂の羽音を出す。呼息後1秒間程は体全体の感覚を感じ取るようにしてから、再度両鼻から吸息してこのブラーマリー呼吸法を数ラウンド実習してから休む。

3 感覚次元のバイオフィードバック法

良馬の御者と駻馬の御者

　ヨーガ療法におけるこの感覚次元のバイオフィードバック法とは、いわゆるプラーティヤーハーラ（感覚制御）法と呼ばれている修行法を簡素化した技法です。その主たる実習法は諸々の感覚を対象にした4段階からなる伝統的瞑想法ですが、特にこれら感覚器官は私たちの肉体存在の外に向かって働き、私たちの存在を危うくするものであると言われています。既に記したカタ・ウパニシャッドの記述を再度以下に紹介致しましょう。

　諸感覚器官は馬たちであり、感覚器官の対象物が道である。真我と感覚器官と意思が一つとなったものを、賢者は享受者（ボークタ）と呼ぶ。もしも、その者の意思が常に落ち着きがなく、正しい判断力によって制御されていないと、その者の諸感覚器官は、駻馬（かんば／あばれ馬）の御者に対するが如くに、統制できなくなる。しかし、その者の意思（マナス／馬車の手綱）が常に落ち着いており、正しい判断力によって制御されていれば、その者の諸感覚器官は、良馬の御者に対するが如くに、統制できるようになる

　　　　　（カタ・ウパニシャッド第3章4～6節）

　このように古来、ヨーガ行者たちは10種類ある諸感覚器官の働きを上手に統制することが大切であり、この制御ができる賢者がヨーガの達人であるとみなしてきていたのです。反対に、これら感覚器官の働きに翻弄されて生きる者は、あばれ馬に引き回される馬車に乗っている者とみなされているのです。また、現代の心身相関疾患やうつ症状等の精神疾患に陥る人々も、これら感覚器官制御が充分になされていないのかもしれません。

感覚器官を制御する

　それではどのようにして、10種類あると言われる感覚器官という馬たちを制御すれば良いのでしょうか。その最大の秘訣は、自分の諸感覚器官がどう働くかを客観的に意識化して観察する態度をまず養うことです。既に記した心身症患者の3つの性格特徴を思い出してみてください。私たちがあばれ馬に乗ってしまえば危険ですが、乗らずに見ているだけならば翻弄されないからです。本来、これら感覚器官は外に向かって働くように造ってあるわけですから、私たちが生きている限り、その動きを止めるわけにも行きません。そこで古来ヨーガ行者たちは自分自身の理智（ブッディー／馬車の御者）を上手に働かせて、これら諸感覚器官（意思／手綱の先の馬たち）の暴走を食い止めると共に、常時平静に働か

せる「手綱さばきの智慧」を理智に教え込んでいたわけです。こうした理智に覚え込ませる智慧に関する説明は次章に譲ることにして、本章では、10種の馬たちを上手に御する技法である制感行法／プラーティヤーハーラの技法の内で、一般人でも簡単に実習できる技法の幾つかを解説いたします。

　ところで、伝統的ヨーガでは、これら感覚に関する器官には2種類あるとされ、その一つが私たちが普段、視覚・聴覚・嗅覚・味覚・触覚の五感と呼んでいる5種類の知覚器官（ジュナーナ・インドゥリヤ）です。また、私たちの体の動きに関係する運動器官（カルマ・インドゥリヤ）も、手（授受器官）・足（移動器官）・排せつ器官・生殖器官・口（発語器官）の5種類が数えあげられています。以下に、それらの諸感覚器官の制御法を簡単に説明致しますが、この制感行法に関するヨーガ療法も基本的にはバイオフィードバック法になっています。即ち、種々の感覚器官の働き具合を理智に静観させるのです。

諸感覚器官がそれぞれの対象に結びつかず、あたかも心素（チッタ／記憶袋）自体に似たものの如くになるのが、制感（プラーティヤーハーラ）である　　　（ヨーガ・スートラ第2章54節）

　この様に、ヨーガ・スートラの著者パタンジャリ大師は、諸感覚器官が外の事物ではなくて内側の心理器官と結びついて働かなくなる意識状態を制感状態であると言っています。例えば心身症を発症させる3性格特徴の内の過剰適応においても、その意識は過剰に外の状況に引きずられているわけですから、内的心理器官の理智が手綱である意思（マナス）を上手に制御して、諸感覚器官の働きを内向きにさせて究極的には心素（チッタ）という最も深い心理作用に結びつく心理器官へと導けば、制感は完成するとパタンジャリ大師は言っているのです。勿論、ヨーガ療法指導においてはこうした完全な制感状態を、一般の人々に熟達させる指導まではしませんが、しかし、一点に集中する理智の働きに助けられて、変化して止まない外界の状況に引きずられない諸感覚器官を造り上げる指導まではするようにしています。私の師スワミ・ヨーゲシュワラナンダ大師様もこうした制感状態を以下のように女王蜂の動きに例えて解説しています。

　多くの働きバチは一匹の女王蜂の後について行くわけですが、女王蜂がその住みかを定めれば、働きバチたちもそこに集まって巣を造りますし、女王蜂がそこから移動すれば、働きバチたちもその後を追って移動します。これと全く同じように、諸々の感覚器官（10頭の馬たち）は、理智（御者）の赴くところに付き従って行くのです。ヨーガ行者ゴラクシャ大師も次のように述べています。『亀がその手足を甲羅に引っ込めるように、ヨーガ修行者も諸感覚器官を身体内に引っ込めよ（ゴラクシャ・パダティ）』勿論、こうした制感状態になったところで、理智はその働きを止めてしまうわけではありません。情報を判断し、それに対する行動を決定する働きは活発に行っているわけですが、感覚器官の方は、身体外の事物に向かう働きは止めて、静かになるということなのです

（スワミ・ヨーゲシュワラナンダ大師著バヒラーンガ・ヨーガ／実践・ヨーガ大全より）

　こうした理智と諸感覚器官を結びつける技法が、以下に解説する**制感のバイオフィードバック法**なのです。

　このバイオフィードバック法では、例えばストレスがかかった状態での血圧や脈拍の変化を実習者自身に観察させて自覚させるわけですが、この制感におけるバイオフィードバック法も、諸感覚器官の働きを種々のストレスに反応する理智の働きに結びつけさせて、その時に生体内から生じて来る諸反応に対して実習者が静観していられるようにする訓練を指導します。以下にその具体的な実習法を解説しますが、これらの技法は実習者の深層心理に結びついて実習者が自分では制御不可能な意識状態が出現する可能性もありますから、制感技法以降のヨーガ療法を実習する時には、学会認定ヨーガ療法士の指導を受けるようにしてください。

　ところで制感行法を実習する場合、諸感覚器官の対象には2種類のものがあります。一つには粗雑次元の可視なるものであり、もう一つは微細次元の不可視なるものです。以下に示す実習法はこれら二つのものを対象にしています。

知覚器官（ジュナーナ・インドゥリヤ）の制御法

（1）**視覚器官**：この場合の制感技法は、可視なる「ろうそくの炎」や「壁面に書かれた黒点」に精神を集中させる実習法があります。また、不可視なる「過去に体験した情景」を心に思いだして、その状況を静観する実習法です。

（2）**聴覚器官**：この場合の制感技法も、可聴なる「真言の詠唱音」や「導師様の教導」に精神を集中させる実習法と、不聴なる「過去に体験した状況で聴いた声や音」を思い出して、その記憶の音から生じてくる心の反応を静観する実習法です。

（3）**味覚器官**：この場合の制感技法も、食塩とか砂糖とか干しぶどうとかを実際に味わいつつ食品のその食感に精神を集中させる実習法と、「過去に体験した味」を思い出して、その記憶の食感から生じてくる心の反応を静観する実習法です。

（4）**嗅覚器官**：この場合の制感技法も、お香とか不快な臭いを実際に嗅ぎつつその臭いに精神を集中させる実習法と、「過去に体験した臭い」を思い出して、その記憶の臭いから生じてくる心の反応を静観する実習法です。

（5）**触覚器官**：この場合の制感技法も、物や人や他の生物との接触から生じる触覚に精神を集中させる実習法と、「過去に体験した触覚」を思い出して、その記憶の触覚から生じてくる心の反応を静観する実習法です。

　こうした意識状態について古ウパニシャッドの一つであるカタ・ウパニシャッドは以下のように記述しています。

意思（マナス）と共に五つの知覚器官（インドゥリヤ）がその働きを停止し、理智（ブッディー）が働かなくなった時、これが至上の道（パラマーム・ガーティム）だと呼ばれている

(カタ・ウパニシャッド第6章10節)

以上は、五感と呼ばれる感覚器官を対象にしたヨーガ療法のバイオフィードバック法になっています。以下は、運動に関係するバイオフィードバック法です。

運動器官（カルマ・インドゥリヤ）の制御法

（1）授受器官：この運動器官は私たちの手に関係しています。ですから、実際の生活の場面で私たちが何かに手を出そうとしたときに、その判断を下して手の働きを生じさせた理智に伝わる感覚を静観するのです。その理智の判断に善悪／快不快の価値判断を加えるのではなく、ただ手を動かす判断を下して身口意に関する授受を生じさせた理智に伝わる感覚から、自分の身を離して観ているのが、この授受器官制感法です。粗雑次元では実生活中での動きの静観ですが、手印（ムドラー）と呼ばれる諸行法もこの制感に使えます。また、微細次元では記憶の中に残されている授受器官の動きを静観することです。こうした動きはある価値観を私たちが持っている故に生じる動きなわけですが、それらの価値観の善悪等を判定するのは、次章に解説する理智次元でのヨーガ療法実習法になります。この時点ではともかく動きを静観するのですが、それが制感の実習法になるのです。過去に手を介しての授受の場面を思い出しての瞑想法は微細次元での制感行法になります。

（2）移動器官：この運動器官は私たちの脚に関係しています。例えば、歩く瞑想としてヴィパサナ瞑想がこの移動器官の制感技法になっています。または、実際の生活の場面で私たちが移動の為の脚を動かすときに、その移動に関して生じる感覚が理智に伝わる情報を静観するのです。その判断に善悪／快不快の価値判断を加えるのではなく、ただ脚の動きに関係する感覚が理智に伝わる情報から自分の身を離して観ているのが、この授受器官制感法です。粗雑次元では実生活中での脚の動きの静観、微細次元では記憶の中に残されている脚の動きに関する感覚を静観することです。

（3）排せつ器官：この運動器官は私たちの肛門の働きに関係しています。実際の生活の場面で私たちが食物を消化した後で排せつするときに、その排せつに関する情報を認知する理智に伝わる感覚を静観するのです。その排せつの思いが生じ、実際の排せつの感覚に関係する理智に伝わる感覚から自分の身を離して観ているのが、この排せつ器官制感法です。粗雑次元では実生活中での排せつ器官から理智に伝わる感覚の静観、微細次元では記憶の中に残されている排せつ器官からの感覚を静観することです。この排せつに関しては、発汗や嘔吐も関係していますから、摂食障害に苦しむ人々に関係する制感技法にもなっています。

（4）生殖器官： この運動器官は私たちの生殖器の働きに関係しています。実際の生活の場面で私たちが生殖行動をとるときに、その生殖に関して生じる理智に伝わる感覚を静観するのです。その生殖の思いが生じ、実際の生殖に関係する理智に伝わる感覚から自分の身を離して観ているのが、この生殖器官制感法です。粗雑次元では実生活中での生殖器官からの情報の静観、微細次元では記憶の中に残されている生殖器官からの情報を静観することです。この生殖に関しては、性機能障害や性同一性障害、セックス依存症等に苦しむ人々に関係する制感技法にもなっています。

（5）発語器官： この運動器官は私たちの言葉を発する発語の働きに関係しています。実際の生活の場面で私たちが言葉を発するときに、その発語に関して生じる理智に伝わる感覚を静観するのです。日本の諺でも「口は災いのもと」と言われています。その発語の思いが生じ、実際の発語に至る理智に伝わる感覚から自分の身を離して観ているのが、この発語器官制感法です。粗雑次元では実生活中での発語器官から理智に伝わる感覚の静観、微細次元では記憶の中に残されている発語器官から理智に伝わった情報を静観することです。この発語に関しては、外界からの刺激による発語は勿論、記憶に残る愛着や憎悪といった感情にも関係した発語にも関係していますから、例えばパニック障害や人格障害やうつ症状に苦しむ人々に関係する制感技法にもなっています。

以上、いずれの制感実習法も学会認定ヨーガ療法士の指導を受けるようにしてください。

知的・宗教的自己制御不能に対するヨーガ療法実習

バガヴァッド・ギーターの教示

　行為のヨーガ／カルマ・ヨーガの聖典として有名なバガヴァッド・ギーターには、戦意を喪失させてしまった将軍アルジュナに向かって、クリシュナ神が以下のように教示する記述があります。

　アルジュナよ。智慧を捧げること（ジュニャーナ・ヤジュナ）は財物を捧げること（ドラヴヤ・ヤジュナ）よりも優れているのだ。というのもすべての行為（カルマ）は、一つの例外もなしに智慧において完全なものとなるからである
（バガヴァッド・ギーター第4章33節）

　この記述では宗教的な行為としてお布施など金銭に関する奉納よりも、自らの智慧を豊かにして、それを社会に奉納する方がより尊いというのです。この智慧の有無に関係するのが本章で扱う理智（ブッディー）の働きです。
　更に、同じこの聖典には以下の記述もあります。

　燃えさかる火が薪を灰にするように、智慧の火（ジュニャーナ・アグニ）もすべての業（カルマ）を灰にするのだ。この世にあって智慧ほどに（行為を）浄化するものはない。ヨーガ修行を成就させた者は、やがては自己の内にこの事実を見い出すのである。熱心に神に身を捧げ、しかも感覚器官の働きを制御する篤信（シュラッダー）の者は、この聖なる智慧を得る。その智慧を得た後は、速やかに究極の調和（パラーム・シャーンティ）に達するのだ
（バガヴァッド・ギーター第4章37～39節）

　この聖典バガヴァッド・ギーターで言われている「この聖なる智慧」とか「究極の調和」とは、この世の変化に影響されない大元の真理、普遍の真理、この世に変化を支える不変なる根本原理等、種々の言葉で語られる根本原理と一つになっている意識状態のことです。
　この不変にしてこの世にあまねく行き渡っている原理に私たちが行き着ければ、私たちはこの世の一切の変化に翻弄されなくて済むという究極のストレス・マネージメント能力を身につけたと言えるのです。
　つまり、自らが永遠不変な存在に変身するわけです。今風に言えば、生きながら"千の風"になっていられるわけです。古来ヨーガ行者たちはこうした修行目的を持ってヨーガを修行してきています。翻って私たちのヨーガ療法においても、こうした不変なる真理に少しでも近づく智慧の獲得を指導することが、ヨーガ療法実習法の目的とみなされています。

ウパニシャッド聖典による教示

　こうした智慧について古ウパニシャッド聖典では以下のように記述されています。

　各々別々に造り出される各感覚器官は真我

とは異なることを知り、それぞれの生成と消滅とは真我と異なることを知る賢者は、憂えることがない　　（カタ・ウパニシャッド第6章6節）

即ち、私たちの存在外の世界に向かって働き続け、変化し続ける諸感覚器官は、私たちの内に宿って変化しない原理として私たちを支える真我（アートマン）とは異なる存在なのだと言うのです。

また、以下のような不思議な記述もあります。

斯くの如く諸感覚器官の働きをしっかりと制御することが、ヨーガであると言われている。この時行者は注意深くあらねばならない。それというのもヨーガは（この世／欲するものを）生じさせ、或いは（この世／欲せざるものを）消滅させる（無執着に導く）からである
（カタ・ウパニシャッド第6章11節）

このカタ・ウパニシャッドは、仏教の開祖ゴータマ・ブッダの誕生よりも遙か以前から今日まで伝承されてきているヨーガの聖典ですが、この不思議な記述、即ち「ヨーガは（この世／欲するものを）生じさせ、或いは（この世／欲せざるものを）消滅させる」とは私たちの心の科学、認知の科学に言及しているのです。現代風に言えば、認知療法のことを言っているのです。「この世は心の合わせ鏡」という格言が日本にはあるように、伝統的ヨーガでも「私たちの意識がこの世を造り出し、消滅させる」と言っているのです。私たちが怒りの意識を持って生きていれば、その怒りを外の世界に投影して怒りに関係するものしか認知出来ないでしょうし、反対に平静で調和の心を持って生きていれば、この世の中全体が静かで調和に満ちたものに見えると言うのです。このように、私たちの意識内で働く智慧の有無によって、私たちは自分自身の住む世界を自分で造り出しているわけなのです。だからこそ伝統的ヨーガでは私たちの心の中で働く智慧の質的向上を目指す修行が繰り返させられるのです。反対に、無智さが私たちをそこに導く、いわゆる煩悩の克服こそまず第一番に心掛けるべきことであるとも言われています。この諸煩悩克服法においても伝統的ヨーガでは、いわゆる認知の変容を行動することで促す療法が推奨されています。

ヨーガ・スートラによる教示

以下にその記述を、紀元前300年頃に聖師パタンジャリ大師によって書かれたと言われているヨーガの根本教典「ヨーガ・スートラ」に観てみます。

苦行と、聖典読誦と、神様への帰依とが、予備段階の（クリヤー）ヨーガである。クリヤー・ヨーガは、煩悩を弱め、三昧の境地を生じさせるために行じられる
（ヨーガ・スートラ第2章1〜2節）

伝統的ヨーガを修行するには、まずその予備段階として、努力する意識（苦行）と、伝統の教えを学ぶ心（聖典読誦）と、不変の真理が存在するとの信念（神様への帰依）の3条件が

必要であると言うのです。これは伝統的ヨーガ行者だけに必要な心構えではなく、ヨーガ療法を実習しようとする人全員に必要な心構えになると私たちは考えています。例えば医師に診てもらうために病院に通う人々であっても、熱心に闘病に取り組む努力と医学の伝統を信頼する心と、完全に健康になれるとの信念がなければならないのと同じことです。伝統的ヨーガでもヨーガ療法でも、そしてまた医学を頼って完全な健康実現を目的とする場合でも、このクリヤー・ヨーガの3つの心構えは必須条件だと言えるのです。その上でヨーガ・スートラでは私たちの苦悩である煩悩克服の為に、以下の認知行動療法を説いています。

　　無智、自我意識、愛着、憎悪、生命欲とが煩悩である。無智（アヴィドゥヤー）とは、その他の煩悩の本源（クシェートゥラ）であり、睡眠（プラスプタ）、衰弱（タヌ）、中断（ヴィチンナ）、高揚（ウダーラ）か、いずれかの状態にある。無智とは有限、不浄、苦、非我のものを、無限、浄、楽、真我であると思うことである
　　　　　　　　　（ヨーガ・スートラ第1章3～6節）

　これらの記述でもお分かりのように、伝統的ヨーガでは認知間違いの根源は無智さ（アヴィドゥヤー）であり、この無智を正そうとしています。私たちも日常生活で、本来は限りある有限のものを無限なものと見誤ってしまえば、種々の苦悩に見舞われる経験は多々あると思います。恋人同士の人間関係から始まって、親子、夫婦、友人、仕事における人間関係などは、変化して止みません。財産の多寡や社会的地位の有無等も、その変化を止められません。こうした認知を過てば、大きな苦悩に私たちは見舞われることは誰もが知っています。この事実をヨーガ・スートラは言っているのです。また、不浄なものを浄と観る認知の過ちとは恋人の肉体とか、宗教的に聖なる象徴物に対する認知間違いも挙げられるでしょう。主義主張の浄不浄も認知間違いの元になると思います。また、苦を楽と認知する間違いも、麻薬などが象徴する嗜好品、賭け事等々も苦楽の認知間違いとして挙げられます。また本来は"不変なる自分の本質"でなく変化して止まない心身や社会的属性を真に自分の本質だと認知間違いを犯す人も多くいます。こうした自己存在の根本を見過つスピリチュアル（宗教的）な認知間違いや、単なる知性／感性の認知間違いまでをも正さぬ限り、私たちは間違いの上に間違いを重ね続ける一生を送らざるを得なくなります。こうした認知間違いを犯している自分を、正しい認知に導く技法を解説するのが本章の目的になっています。ヨーガ・スートラでは、こうした認知間違いが私たちにもたらす結果についても以下の如くに言及しています。

　諸々の煩悩（クレーシャ）に起因する行為の種心（カルマーシャヤ）の数々は、今生と来生におけるすべての体験を生じさせる。煩悩という起因がある限り、行為の種心（カルマーシャヤ）は境涯（ジャーティ）と寿命（アーユル）と快苦の知覚（ボーガ）の違いとなって結実する。それら行為の果報は、それら行為の原因が善（プンヤ）か悪（アプンヤ）かによって、喜び（フラー

ダ）か苦痛（パリターバ）になる

（ヨーガ・スートラ第2章12〜14節）

　即ち、私たちの心は「世間を見る合わせ鏡」になっているので、自分の心が認知間違いの無智に覆われている限り、この人生を生きる途上では多くの問題を自分で造り出して、自分で抱え込むと言っているわけです。ではどうしたら良いのでしょうか？ ヨーガ・スートラはその解決方法も以下の様に明示しています。

　それら諸煩悩の活動は、静慮 (瞑想／ディヤーナ／禅那) によって除かれねばならない

（ヨーガ・スートラ第 2 章 11 節）

　ここで言うディヤーナとは漢字では禅那と書きますが、即ち禅、今日的には瞑想技法を意味します。そして、伝統的にはこのディヤーナは既に記しましたように、1)聴聞、2)熟考、3) 深い瞑想、4) 悟り、の4段階を指します。こうして瞑想の諸段階を実習してゆけば、非我（観られるもの／非観照者）と真我（観るもの／観照者）とを識別／分別／弁別／区別できるようになり、私たちは認知間違いの無智から抜け出せるとして、以下の記述があります。

　いまだ生じて来ぬ苦悩 (ドウフカ) は、除去しうる　　　（ヨーガ・スートラ第 2 章 16 節）

そして更に、

　除去されるべき苦悩の原因は、観照者（ドラシュトゥリ）と被観照者（ドリシャ）との結合である　　　（ヨーガ・スートラ第2章17節）

　こうして、自己の本質である観照者／観るものと、自分自身の本質を重ね合わせられた者は、永遠不変なる命となって生きていられると伝統的ヨーガは言うのです。これが真に完全な理想的健康状態であると言われていますが、サンスクリット語においても現代のヒンディー語においても、健康とか健やかさという言葉は、SVASTH（スヴァスタ／健康）という音で言われています。この語は、sva（スヴァ／私の）という言葉とsth（スタ／存在）という二つの言葉から成っており、言語学的にはサンスクリットのSvasth（スヴァスタ）がペルシャ語でHa(sva)sth（ハスタ）と発音されるようになり、最終的にヨーロッパの言語である英語ではHealth（ヘルス／健康）と成ったとも言われています。こうした語源から考えてみれば、真の健康とは「自己存在の根本に留まること」であり、自己存在に付属している社会的地位や、変化して止まない肉体や心ではないということが理解できると思います。

八部門のヨーガ行法

　それでは具体的にどのように瞑想するのでしょうか。それは以下に示す八部門のヨーガ行法が全て各次元の自分を知るための瞑想技法になっており、それが完全な認知の智慧を得させてくれるのです。

　ヨーガの諸部門を修行してゆくにつれて、心

の不浄さが次第に消えて行き、それにつれてやがて、識別智(ヴィヴェカキャーティー)を生じさせる智慧の光が輝き出す。ヨーガの八部門とは、禁戒、勧戒、座法、調気、制感、凝念、静慮、三昧である

(ヨーガ・スートラ第2章28～29節)

ヨーガ療法の瞑想法

　既に第3章で記したように、これら八部門の伝統的ヨーガは社会的次元から始まって、最終の記憶次元での自己存在までの自己制御法になっているわけですが、こうした次元の低い自己意識から始まって、最終の心理状態である記憶次元までの自己意識が全て制御された暁には、私たちの最奥部に鎮座される純粋な生命原理／不変の真理／真我(アートマン)／絶対者ブラーフマンを意識化できる心のセンサーが獲得できると言われています。それは、次元の低い非自己に対する認知間違いを正して行く程に、真の自己が出現してくるからです。ヨーガ療法ではこの最高の次元まで実習者を導くことが完全なる健康実現を提供できると考えています。こうした自己認知修正法たる伝統的ヨーガの技法を一般の人々でも実習可能にさせたのが、ヨーガ療法の瞑想法なのです。この時も、既述の4段階から成る伝統的瞑想技法が採用されますが、以下にその一部を解説致します。こうしたヨーガ療法瞑想法を実習する際にも、お近くにいる学会認定ヨーガ療法士の指導を受けて慎重に瞑想を実習してください。

　それでは以下に、ヤーマ(禁戒)に関する自己認知修正の為の瞑想法の一部を解説します。

例題1：非暴力の瞑想法

　例えば日本の諺だと「情けは人の為ならず」といって、他人への親切はいずれは自分の為に有益な結果となってくるとか、「天につばを吐く」という諺では、天界の神様や他人の悪口を言っているようだと、必ずその報いが自分に跳ね返ってくると教えられています。ヨーガ・スートラでも「非暴力(アヒンサー)に徹していると、総ての生物が敵意を捨てる」(ヨーガ・スートラ第2章35節)と言われています。こうした数千年の時代や社会の違いを越えて教え続けられてきた諺、格言、ヨーガの聖句は、時空を越えた真理の教えになっているのです。もしもこれら格言がある時代、ある社会で有効でなかったら、それらの教えを誰も次の世代に言い伝えようとはしなかったでしょうし、その格言通りに生きた人達がその時代と社会に上手に適応して生きて行かなかったならば、いくら口を酸っぱくして格言を教えようとしても、次の世代の人達は誰も応じなかったでしょう。しかし、こうした今に伝えられている格言の数々はヨーガの格言／教え／聖句の場合などは、数千年の時を越えて今や世界中に広まってさえいます。こうした格言の数々にまず耳を傾けて聴聞(シュラヴァナ)し、その意味するところを熟考(マナナ)し、その教えを日々の生活の中で実際に使って(ニディディヤーサナして)みて、最終的には沢山の気づき／悟り(ギヤーナ)を得る生き方をするのです。これが、ヨーガ行者が行じる伝統的ヨーガにおいては勿論、一

般人が実習するヨーガ療法においても自己の認知を修正する大切な認知行動療法になっているのです。

それでは「昨日、あなたが他人にしてしまった迷惑な行為を身口意にわたって調べ、その迷惑行為を出したあなたのその時の理智の判断がどのようなものであったかを良く調べてください。あなたの理智の働き具合が迷惑に関して、普段からどのようなものになっているかも悟って下さい」

例題２：正直さの瞑想法

ヨーガ・スートラのヤーマ（禁戒）には嘘と盗みが記されていますが、こうした教えに関しても我が国には「嘘つきは泥棒の始まり」と言われたり「嘘八百」を並べる人はいけないと言われています。「正直の頭（こうべ）に神宿る」という格言もあります。これら嘘も盗みもこの社会の中では嫌われるわけですから、嘘と盗みには無縁な生き方をするところには、社会的には多くの利益がもたらされると考えても良いわけです。ヨーガ・スートラでも以下の記述「正直（サティヤ）に徹していると、行為の結果はその行者の行為にのみ基づくようになる。不盗（アステヤ）に徹していると、あらゆる種類の財宝がその行者の前に集まってくる」（ヨーガ・スートラ第２章36～37節）がありますが、正直に語り行動すればいつもその思いと行動の通りの結果に恵まれるし、盗まない生き方からは多くの財宝に恵まれる生活が約束されると言うのです。こうした格言を良く熟考（マナナ）し、深く瞑想しつつ無心になるまで実行（ニディディヤーサナ）し、その上でこれらの教えの真偽を我が身の上で悟れ（ギヤーナすれ）ばよいのです。

それでは「昨日、あなたが身口意にわたって行った嘘と盗みがなかったかを調べ、その嘘と盗みを行った時のあなたの理智の判断がどのようなものであったかを良く調べてください。あなたの理智の働き具合が嘘と盗みに関して、普段からどのようなものになっているかも悟って下さい」

例題３：平安さの瞑想法

私たちの行動に関する智慧の集大成の書として有名な聖典バガヴァッド・ギーター（神の詩）はカルマ（行為）・ヨーガの教典とも言われています。このバガヴァッド・ギーターには以下のような、私たちの行動に関する沢山の格言が記されて伝承されて来ています。

人が感覚器官の対象物を思う時、それらに対する執着が生ずる。この執着から情欲（カーマ）が生じ、情欲から怒り（クロダ）が生ずるのだ。怒りから迷妄（マーヤー）が生じ、迷妄から記憶の混乱が生ずる。記憶の混乱から理智（知性／ブッディー）の働きが喪失し、理智の働きの喪失から人は破滅するのだ。感覚器官の対象物への愛憎を離れ、諸々の感覚器官の働きを制御し自己を制した人物は、感覚器官の対象物の中にあっても平安の境地に達するのだ。平安なる境地においてその者のすべての苦悩は消滅する。というのも、平安なる境地にある者の理智（ブッディー）は直ちに不動となるからである。制感し得ない者は信仰についての理解力がなく、静慮（バーヴァ

ナ）を施す能力がない。静慮を施し得ない者には寂静（シャンティー）はない。心が寂静でない者にどうして幸福（スカ）があろうか
（バガヴァッド・ギーター第2章62～66節）

　即ち、私たちの諸感覚器官が外向きに働くことは、私たちの理智が執着の判断を下していることであり、こうした執着があるところには必ず情欲が生じる危険が潜んでいる。そして、情欲が満たされない場合にはそこに怒りが生じ、怒る理智からは沢山の迷う判断が生じ、迷妄する理智はそれまで蓄えてきた沢山の判断基準などの記憶を引き出せずにしまい、こうした記憶の混乱の中で理智の健やかな働きは失われてしまいますので、その理智の持ち主である人物は破滅の人生を歩まざるを得なくなると言っているのです。現代社会で欲に駆られた人々の顛末を既に3000年も前から行為のヨーガの教典は、私たちに指摘し続けて来ているのです。

　更に同じバガヴァッド・ギーターは以下のように記しています。

　情欲（カーマ）、怒り（クロダ）、貪欲さ（ロバ）。これらは自己を破滅させる三種の地獄の門である。それ故に、これら三つのものを捨てるべきなのだ。　（バガヴァッド・ギーター第16章21節）

　こうしたインドの伝統的ヨーガの格言は、我が国においても「捕らぬ狸の皮算用」「二兎を追う者は一兎も得ず」「案ずるより産むが易し」「虎穴に入らずんば虎子を得ず」「人間万事塞翁が馬」「禍福はあざなえる縄の如し」等々の格言として、自らの軽率な行為を戒めるようにと昔から言い伝えられて来ています。ヨーガ療法の瞑想を実習する時は、これらインド伝承の格言の数々を日本の格言に置き換えて、自分自身の身の処し方や在り方を調べるようにするのです。そうすることが、知性や感性の次元での自己制御法の過ちを正してもくれるからです。

　それでは「昨日、あなたの身口意にわたる行為が情欲と怒りと貪欲さに陥っていなかったかを調べ、それら3つの病的意識があなたの理智のどのような判断から生じてきたかを良く調べてください。あなたの理智の働き具合が情欲・怒り・貪欲さに関して、普段からどのようなものになっているかも悟って下さい」

　以上、知的・宗教的自己制御不能に対するヨーガ療法実習の一部を記してきましたが、実際の瞑想指導においては、文字として書ききれない部分も沢山にありますので、ヨーガ療法の瞑想実習を始めたい人は、必ず一般社団法人日本ヨーガ療法学会に連絡をとって、認定ヨーガ療法士の指導をお受け頂きたいと思います。

3部
ヨーガ療法指導症例

　国連の活動の中で健康分野を専門とするWHO（世界保健機関）の健康概念は、以下の通りです。
「健康とは、肉体に病気がない状態だけを言うのではなく、肉体的にも、精神的にも、社会的にも、（宗教的にも）完全にダイナミックに健やかな状態を言う。
Health is adynamic state of complete physical, mental, spiritual and social well-being and not merely the absence of disease or infirmity.」（1998年 WHO 執行理事会採択案）
　こうした健康概念は、伝統的ヨーガがこれまでに行ってきた人間教育法に合致するものであり、ヨーガ療法指導においてもヨーガ療法士が心掛けている完全な健康実現法に沿ったものと私たちは認識しています。
　本章ではこうした社会情勢の中で、実際のヨーガ療法指導がなされた臨床の報告例を記して、ヨーガ療法指導の実際に触れていただきたいと思います。
　第3部は1〜3章にわけて記します。それぞれの症例では、社会的・肉体的・感覚的・知的・宗教的と分離できずに複合した健康回復例になっていますが、ここでは便宜的に分けて紹介いたします。これら症例の提供に同意してくださった関係者に改めて感謝したいと思います。また、症例報告者の個人情報秘匿の為に、若干の変更があることは読者の皆様にご了承頂きたいと思います。詳しくは日本ヨーガ療法学会発行の研究総会抄録集をご参照ください。

社会的自己制御不能とヨーガ療法

1 身体表現障害への ヨーガ療法（指導報告）

　身体表現性障害とは本人が気づいていないストレスや不安、葛藤が身体の症状となって現れるものであるが、内科的、外科的には異常が認められないものを言う。本症例はヨーガ療法や呼吸法によって身体を意識し、不安や緊張感を自分自身でコントロールできるようになり、症状が改善された例である。

【実習者】35歳、女性、155cm、55kg、准看護師
【主訴】首や肩のこり、頭痛、動悸に伴う不安感や緊張感、生理前に症状がひどい。
【診断名】頭痛に伴うパニック障害 A県B市CクリニックD医師により診断された。X-1年（33歳）
【生育・生活歴】X+1年結婚（X年ヨーガ療法実習開始／35歳）、夫と2人暮らし。本実習者が11歳の時に両親が離婚し、母と兄の3人で暮らし始める。生活は豊かではなく、小さな頃から早く自立して母を助けたいと考えてきた。兄を慕い、心の支えとして育つ。X-16年、家を新築し、兄と2人でローンを払う。
【現病歴】X-16年E医院に就職。病院医師からの威圧や多忙さから強いストレスを感じ、頭痛や肩こりの症状が出る。家のローンを払うため仕事を辞められず我慢して続けるが、起床時の手の痺れ、自分の手が自分のものではないような感覚、不眠、強い不安感、食欲減退などの症状が出る。X-11年神経内科を受診し薬を服用するが改善は見られなかった。X-10年、仕事を辞めると症状が落ち着く。この頃、以前からコンプレックスを持っていた歯並びを整えるため歯列矯正を始めるが、他人の視線に恐怖心を感じるようになり動悸や圧迫感を感じるようになる。X-3年カウンセリングを勧められ自律訓練法などの指導を受けるが、身体の力の抜き方がわからず、これではよくならないという焦りを感じる。通勤時に強い動悸がし、車の運転や駐車場に車を停めることが急に怖くなり医師に伝えたところパニック障害の初期と診断される。その後パロキセチン10mgの服用により症状が緩和され、視線に恐怖を感じることがなくなる。X-1年Cクリニックを紹介され身体表現性障害と診断され、現在も通院している。アミトリプチリン塩酸塩錠10mg、パロキセチン錠10mgを就寝前に1錠ずつ、クロナゼパム錠0.5mgを1日3回1錠ずつ、頓服としてエチゾラム0.5mg、クロチアゼパム錠10mg、プロプラノロール塩酸塩錠10mgを服用している。X年（35歳）、本実習者の兄からヨーガ療法の教室を勧められ教室に通い始めた。
【ヨーガ療法歴】X-5年ポーズ中心の一般のヨーガを実習したが、緊張しすぎて目が回り、3ヶ月で止める。X年5月よりX+1年3月Fスポーツクラブで週1回75分のヨーガ療法実習開始。一時結婚の準備などで忙しくなり中断したが、X+1年7月同スポーツクラブで再開する。〈指導内容〉スークシュマ・ヴィヤヤーマ、ブリージング・エクササイズ、ヨーガ療法

の為のアーサナ、インスタント・リラクゼーション、ディープ・リラクゼーション、プラーナーヤーマ(セクショナル・ブリージング、ナーディー・シュッディー)、ヨーガ心理療法としての瞑想、ヨーガ・カウンセリング

【症状の変化】本実習者は速い動悸によって不安や緊張感が出てくるため、ヨーガ療法実習前後の心拍数を計測し、心拍数の回数は自分自身でコントロールできることを知ってもらった。

【本人の語りに基づく現状報告】今の薬の量を減らし、自分の内面を整えたいと思いヨーガ療法実習を始めました。ヨーガ療法指導を初めて受けた時は以前のヨーガとの違いを感じました。首や肩のこりが楽になり呼吸が深くなって、どんどん気持ちが落ち着いていき、寝そうになるほどの心地よさを感じました。今は、血流の変化や身体の部位に意識を集中してヨーガ療法実習を楽しんでいます。強迫観念がなくなって細かいことが気にならなくなり、ほんの少し心が広くなったと感じています。最近ヒステリーがなくなったと母から言われました。みんなの支えがあり今の自分が生きていることを感じ、ちょっとした小さなことでも感謝できるようになりました。職場ではまだ緊張が解けず首や肩こりがありますが、最近は頭痛やイライラする回数が減ってきました。呼吸の大切さを知り、呼吸によって身体をリラックスさせることが少しずつできるようになってきました。自分に自信が持てるようになり、自分を大切にしようと思えるようになりました。もっともっとヨーガ療法を知って楽しみたいと思います。

〈考察〉X年5月から教室に通っている本実習者はほとんど休まずに出席し、時間前から1人で黙々と準備の体操をしており、熱心に取り組んでいる印象を受けていた。X＋1年2月、偶然ヨーガ療法士と2人きりになる機会がありヨーガについて話を伺ったところ、ヨーガ療法に感謝していると涙ながらに話され、ヨーガ療法士は初めて本実習者の薬や症状について知った。身体の力の抜き方がわかり、頭痛や肩こりが改善されているとのことだった。その後結婚されヨーガ療法実習を中断されたところ、強迫観念が強まり改善されていた症状がぶり返したが、ヨーガ教室への参加を再開してからはまた改善しているとのことである。教室で心拍数を計測したところ、教室に来るだけで回数が減っていること、またヨーガ療法実習の後には更に回数が減っていることにとても驚いていたが、身体の状況は自分でコントロールできると知る良い機会となったと思う。YG性格検査による情緒不安定因子群が減ったこと、sVYASA健康調査票の感情の健やかさ、自己存在の健やかさの点数が増えていることから、本実習者が内面を見つめながら、いろいろな気づきを得ていることがわかる。肉体的な健やかさは精神的な健やかさに密接に関係していると考えさせられた。本実習者はヨーガ療法実習をとても楽しんでおり、これからも色々なヨーガの智慧をお伝えしてお手伝いしていきたいと思う。最後に、本実習者がご自身の症状について大変詳しく教えて頂き症例の提供に協力して頂いたことに深く感謝しつつ、症状が改善されていくことを強く願っている。

2　無気力に対するヨーガ療法（指導報告）

　現代社会は、さまざまな形のストレスにさらされている。自分のストレスに気がつかない時もある。ストレスは発散できないまま蓄積され、蓄積されたストレスはさまざまな疾患となって、条件が重なった時に表われてくる。無気力も、その一つに挙げられるだろう。ヨーガ療法の実習により無気力が改善された症例である。

【実習者】42歳、女性、サービス業

【主訴】無気力

【現病歴】X－10年（32歳）から仕事で多忙な日々が続く。X－4年（38歳）に生まれて初めて親戚の人と大喧嘩をする。大喧嘩の直後、部屋に戻ると突然、光に打たれたようになり涙が溢れ出てくる。喧嘩をした相手に対しては全く腹が立たなかったが、両親への怒りが次々と込み上げてくる。そのことに対して大きな驚きとショック、戸惑いを受ける。数ヶ月後一人暮らしを始めたのを境に、無気力となり布団から出られなくなる。無意識の奥底で抑圧されていた怒りの感情が噴出してくる。出てきた思いに向き合うのは辛かったが、それ以上に一番辛いのは全く何もする気が起こらないこと。こんなことは初めてであったという。どうにもならない状態であったため、怒りの感情が収まるまで待つようにする。そして納得するまで自分の声を聴き対話をしていくようにした。仕事は何とか力を振り絞り続けたが、自宅に帰ると無性に眠く、寝てばかりでの生活であった。X年（42歳）に友人からフィットネスジムにおけるヨーガを勧められる。体を動かすのは億劫で出来れば何もしたくなかったが、ヨーガをすると症状が改善されるかと思い、ジムでヨーガ療法の実習を始める。

【生育・生活歴】家族の中にいつも会話があり賑やかだった。大家族で育ったせいか、両親の大変さを見ているせいか、あるいは父親が優しい人だが、問題をよく起こす人だったせいなのか、早くから自立心の強い手のかからない子供だった。元気で、なんでも自分で考え決めて、活発に行動をしてきた。両親には感謝をするだけで不平不満、我儘を言ったり反抗をしたことがなく、大人になっても、変わりはなかった。

【ヨーガ療法歴】期間：X年1月（42歳）〜X＋2年5月自宅で。プラーナーヤーマ（ナーディ・シュッディ）ヨーガ心理療法としての瞑想を5分〜30分。フィットネスクラブで（不定期）各種のアーサナを少しずつ内容を変えて実習。新サイクリックメディテーション。IRT、QRT、DRT等各種リラクゼーション法を実習。

【症状の変化】〈開始時の状態〉X＋1年8月頃。各種のアーサナを意識しながら「緊張、弛緩」を繰り返すことで、リラックスとはこういうことなのかと気づかれたようである。そうしているうちに今までいつも無駄な力が入っていたこと、物わかりのいい人になって相手主体になっていること、言わなければいけないことは伝えるが感じていることを言語化出来ていないことに気づかれたようだ。

〈途中経過〉X＋1年10月。呼吸に集中していると気持ちがスーッとして冴えてくる。意識化して自分の現状に自ら感じて気づいていくこと、より明確に観察していくことで心の状態、振幅が実感を持ってわかるようになられた。無気力

は変わらないが静かに自分の内側を観るようになった。布団の中でプラーナーヤーマ（ナーディ・シュッディ）を続けていたが、少しずつ座ってできるようになり、実習に集中する時間は宝物だと思った。そんな時、内観入門コースに参加をされた。内観のテーマは3つ。「母親にお世話になったこと、して返したこと、迷惑をかけたことを調べること」この内観直後は、何の気づきも浮かんでこなかったようだ。

【本人の語りに基づく現状報告】X＋1年12月。ヨーガ療法の実習を積み重ねてきたことや内観入門を体験したことで、二ヶ月後「父親に誰かと比較されたり否定されたことが一度もなかった」ことに気づきました。温かい風に吹かれたような思いがした。「生かされている私の命を主体的に生きる事が大切」と思えるようになり、しばらくたって「今の自分があるのは今までの人生があるからなんだ」と思えるようになって、改めて両親に感謝をしました。ふんわりと気力を感じる。無気力のおかげで、沢山の時間が必要だったが、自分を知り、自分との調和、つながりを知ることができました。

〈考察〉一般的に子供時代は、親と素直にぶつかり合い支え合い反発しながら成長し、親を理解していくのだろうが、本症例は自立の意味を考えさせられた。本実習者は体を動かすこと、仕事が大好きで活動的。初めて何もする気がない状態になって両親との関係に向き合い、自己を見つめ直し多くの気づきが得られたようだ。ヨーガ療法の基本である意識化によって、心の変化を観察し気づき、心の動きを言語化し、認知の変容は根本的な症状の改善に有効であると思われる。更に本実習者がヨーガ療法の奥深さを学び、実習していかれるのを見守り、共に歩んでいきたいとヨーガ療法士は思っている。

3 摂食障害に対するヨーガ療法（指導報告）

摂食障害とは神経性無食症と大食症に分かれ、患者の90％が若い女性である。約3割は、飢餓、心不全、自殺などが原因で死亡する。社会的背景ではこの病気が取り上げられるにつれて患者数は年々増加傾向にあるという。ストレス、極度のダイエット、心身症からの合併症などが原因にあるという。

【実習者】28歳、女性、161cm、50kg、証券会社勤務営業職（事務、外交業務）

【主訴】過食、腰痛、短期間の体重増加、不眠、冷え性

【診断名】軽うつ病（X＋1年3月／28歳）。A病院B医師により診断された。

【現病歴】X年4月（27歳）夜中に起き、家にある食べ物を過食・嘔吐。職場に行く気力がなく度々欠勤をするようになる。過食嘔吐が頻繁になり、同年、知人の勧めでヨーガ療法実習開始。X＋1年（28歳）精神科A病院B医師に軽うつ病と診断される。月に1回の通院。X＋2年（29歳）過食嘔吐が減り同病院、同医師に通院が不要であると言われた。

【ヨーガ療法歴】X－5年6月よりX年8月スポーツジムで週2回の一般的なヨーガ。X年4月よりX＋2年9月自宅にて毎朝30分のヨーガ療法実習〈指導内容〉「神経症、うつ病＆肥満症とヨーガ療法」実習。ダイナミック・ヨーガ・エクササイズ、プラーナーヤーマ、メディテーション

【症状の変化】YG性格検査では判定がD'からDの安定積極型と変わる。12の性格因子を見てもCの気分の変化、Iの劣等感、Oの主観的、Sの社会的外向が減少、Sの社会的外向がいちばん大きく変化し、－5ポイントである。また呼吸は、少なく深いタイプであることが考えられるが、それでもなおヨーガ療法実習後では減少がみられる。それぞれ前後の計測では心拍数が低下し、ヨーガ療法を実習することにより交感神経が沈静化されたと考えられる。

【本人の語りに基づく現状報告】会社に行くのが、おっくうで仕方ない時や眠りが浅いということがなくなったと感じます。以前は過食嘔吐時に「もういいや今の気分が晴れればいい。自分なんてどうなってもいい」という気持ちがありました。その気持ちが変化してきました。食事療法にも気を配り体重が5キロ元に戻りました。そのせいもあり体が軽くヨーガをしている時も気持ちよさを感じられるようになってきました。また深い呼吸をしている時には、自分自身の一日の行動を見直す時間になり、自己批判が減り自分自身を応援できるようになりました。頑張ったねと褒めることもできるようになりました。心が落ち着いています。

〈**考察**〉自分を見つめなおす時間ができたということは素晴らしいことである。失体感からさまざまな現代病を予防する期待が持てる症例であると思う。気づきという重要な役割を体と心が体感することにより改善のきっかけがつかめるのである。このことから本実習者はヨーガ療法の実習を継続することで血圧、心拍数ともに減少していく様がみられ、リラックス効果によりストレスが改善されることが期待できると思われる。ヨーガ療法実習後は、冷静に自分を見つめることができ、自分を励ますことができるようになったという。こうした事からヨーガ療法には、リラックス効果と冷静な自分を取り戻せる力があると考えられる。

肉体的・感覚的自己制御不能とヨーガ療法

1 不眠症に対するヨーガ療法（指導報告）

　科学や情報文化の発達した現代においては、様々なストレスから心身共に病む人が増加しているが、女性にとっては、昔から家庭内における人間関係も大きな精神的負担をもたらしていた。本症例は、長期間舅姑に仕えながら家業を手伝い、認知症の姑の介護に疲れ、夫を病気で失ったという「日本の嫁」の典型のような女性の、癒しと不眠症の改善を目的に始めたヨーガ療法指導報告である。

【実習者】 53歳、女性、152cm、47kg、主婦
【主訴】 不眠、軽いうつ症状、肩こり、腰痛
【診断名】 軽度のうつ、不眠症X－1年（52歳）A心療内科B医師により診断された。
【現病歴】 X－3年に長年介護した認知症の姑を看取り、続いて半年後に夫を癌で亡くしてから、不眠・体調不良で悩んでいた。内科、脳神経科にて色々検査を受けたが原因が解らず、心療内科を紹介された。その後心療内科で光治療やカウンセリングも受けたがなかなか改善されず、医師からヨーガ療法実習を勧められた。また、庭や畑の手入れ、舅の介護、犬の世話を一人でしなければならず、肩こり、腰痛もひどかった。
【生育・生活歴】 両親、兄、姉にかわいがられてのんびり育つ。C県の短大卒業後、D市の企業に就職し、職場恋愛を経て結婚する。当初から両親と同居で、気むずかしい姑に仕え、自営業の為休む間もない生活を送っていた。また、10年間、身体は元気だが認知症の姑と足の悪い舅の介護、重ねて5年間癌の夫の介護もあって疲れきっていた。舅85歳、長男28歳、長女26歳は同居、次男23歳は県外の大学院に在学。また、X＋1年春に長男、長女の結婚が決まり、同時にその準備に追われている。
【ヨーガ療法歴】 X年1月（53歳）より1年6ヶ月。週1回90分、自宅近くのヨーガ教室に通っている。〈指導内容〉スークシュマ・ヴィヤヤーマ・シンプル・テクニック（身体各部分のベンディング、ローテーション等）、ブリージング・エクササイズ（タイガー・ブリージング、I.R.T.等）、ヨーガ療法の為のアーサナ（アルダ・カティ・チャクラ・アーサナ、スールヤ・ナマスカーラ、D.R.T.等）、各種呼吸法、アイ・エクササイズ。身体の各関節をゆるめることから始め、呼吸と動作の連動を意識して各種アーサナを実習し、呼吸法で終了。うつ症状が強いので、ヨーガ心理療法としての瞑想は指導しなかった。
【症状の変化】 ヨーガ療法実習開始時は、就寝時にエチゾラム1錠、またアルプラゾラムを頓服していたが、不眠が一番辛く、体重も健康時より2kg減っていた。当時心の緊張ははっきりと身体に現れ、全身が硬かったが、ヨーガ療法の実習を続ける内に徐々に柔らかくなり、表情も明るくなってきた。ヨーガ療法実習を始めてから1年半で体重も戻り、不眠も改善して薬も不要になった。肩こり、腰痛も軽減している。当初高めだった血圧も落ち着いてきた。

【本人の語りに基づく現状報告】30年間の嫁としての生活と、10年間の介護の疲れに加え、夫を亡くした悲しみで落ち込んでいました。そんな中でヨーガと出会い、休むことなく続けています。今では体が柔らかくなって体重が戻り、深い呼吸ができるようになりました。不眠も改善して心が落ち着いてきたように思います。教室に来ることが良いストレス解消になっています。これからは腰痛予防のために腹筋・背筋を鍛えようと思っています。もう通院の必要も無くなりました。

〈考察〉本実習者は典型的な日本の嫁であり、長年家族の為に尽くして来たが、まじめで控えめ、優しい性格が精神的負担増に繋がったと思われる。ヨーガ療法実習により、血圧、心拍数が下がって、体重も戻り、腰痛が軽減したことから、体調が整ってきたことを実感できた。YG性格検査では、D抑うつ性－1、O非客観性－2、Co非協調性－2、Ag愛想の悪いこと－3、G一般的活動性＋1、Rのんきさ＋1、T思考的外向＋2と変化しており、本実習者の性格が明るく外向的になって来たこともわかる。呼吸の意識化やアーサナ実習による緊張と弛緩の体験により、心の速度という新しい感覚に気付いたそうだ。また、C回帰性傾向＋5、I劣等感＋7、N神経質＋2、A支配性＋3という結果は2回目の検査時に長男・長女の結婚準備が同時進行していたことが影響したかと推測されるが、ヨーガ療法実習によって自分を客観的に見ることを学び、心身共にリラックスできたことが不眠症の改善に繋がったと思われる。これからも本実習者がヨーガ療法実習を続け、心身共に健康を維持して行かれる事を切に願う。

2 高血圧症、不安障害に対するヨーガ療法（指導報告）

現代社会は、いろいろなストレスが原因で、心身症や成人病になる人が多い。本症例は50代前半で高血圧症と診断された女性へのヨーガ療法指導報告である。

【実習者】59歳、女性、身長155cm、体重54kg　無職（現在求職中）

【主訴】動悸、めまい、吐き気、不安感

【診断名】高血圧症（X－4年55歳、A病院）、不安障害（X＋1年60歳、B病院）

【現病歴】X－4年（55歳）突然、スーパーで買い物中、動悸、息切れ、吐き気で立っていられない状態となり、A病院で高血圧症と診断される。X＋1年8ヶ月、仕事につくための研修会に参加、5日間のコースを3日行ってダウンし、Cクリニックを受診。メニエール病と診断される。その後、車に乗っても何をしても不安の日々が続く。X＋1年9ヶ月Cクリニックの医師に相談する。心療内科を紹介され、B病院へ、ルボックスを処方される。X＋2年3ヶ月投薬中止。X年、本実習者の健康状況をよく知っている友人に紹介されヨーガ療法に出会う。

【生活歴】次女として生まれる。現在、一人暮らし。X－32年（27歳）地元の広告関係の会社に勤務。X－7年（52歳）あまりの多忙さと、他の仕事もしてみたい気持もあり退職、調剤薬局にパートタイマーとして勤務。実母が病に倒れ看護の末、死亡。X－1年（58歳）退職、心の疲れがひどく体調も不良で、その頃、好きだ

ったスイミングもやりたくない状態となる。

【ヨーガ療法歴】 X年（59歳）週1回1時間半E集会所X＋2年週2回各1時間半同集会場。自分でほぼ毎日朝ブリージング・エクササイズ、アーサナ、プラーナーヤーマ、夜腹式呼吸を実習。〈指導内容〉火曜日呼吸に意識をもっていく瞑想、サイクリック・メディテーション、スークシュマ・ヴィヤヤーマ、プラーナーヤーマ、エアロビクスダンス（15〜20分）リラクゼーション。金曜日呼吸に意識をもっていく瞑想ブリージング・エクササイズ、ラウジング・エクササイズ、各種アーサナ、プラーナーヤーマ、ヨーガ心理療法としての瞑想（月に1回程）、リラクゼーション

【症状の変化】
高血圧症と診断されたX－4年150〜180㎜Hg（収縮期）　100㎜Hg以上（拡張期）
現在　X＋3年130〜140㎜Hg（収縮期）80〜90㎜Hg（拡張期）

　不安障害治療のため2週間に一度のB病院への通院が4週間に一度になる。X＋2年6ヶ月。通院の必要無しとなる。動悸、めまい、吐き気は、すぐにパニックになっていた状態から抜け出し安定した。

【本人の語りに基づく現状報告】 ブリージング・エクササイズ実習で一日が始まり、腹式呼吸とともに眠っています。ヨーガ教室では決してまじめな生徒ではなく、休む、サボるなどしています。それでも2年半が過ぎ、沢山の嬉しい成果が、徐々にではありますが現われ始めたようです。まさに「継続は力なり」を実感しています。心身の不調も多々ありますが、そのことにとらわれることなく、人生長くやっていると色々あって当たり前と、肯定的に物事が見えるようになってきました。血圧もやや高めながら非常に安定してきました。おそらく脂肪肝のせいだろうといわれてきた肝機能の数値が、X＋2年4月、ＧＯＴ46、ＧＰＴ90であったのが、X＋3年7月には、ＧＯＴ31、ＧＰＴ50と正常になりました。体重ももう一息ながら4〜5kgも減少しました。体温も平熱が34度代であったのが36度代へ改善されました。各種のアーサナ、呼吸法、瞑想法がレパートリーに入り、毎日の生活のさまざまなシーン、起床後、診察前の待ち時間などで使っています。先生がいつもおっしゃられている言葉、「ヨーガとは心身の調和を図る行法です」が、今、少しずつ理解でき始めた気がします。さまざまな出会いに感謝、感謝です！

〈考察と結論〉本実習者は、とても笑顔のすてきな人である。人に細やかな心配りのできる自分を持っている人でもあるが、ある時期、仕事や人間関係のストレス過多から諸症状が出た。ヨーガ教室へ来るようになって、徐々に生活の中にヨーガの智慧が活かされ、精神面も安定し、いい状態に向かっている。病院でも"私の通っているヨーガ教室の先生は、今ヨーガ療法を勉強中なんです"とそんな会話もできる医師たちに巡り会えたことも、とても良かったと思われる。以前、通院していたA病院では、血圧は家で計らないようにとか、病院での計測も看護師さんまかせで、ずっと不信感を持っていた。思いきってCクリニックを受診した。その医師は「患者さんが人生を楽しむお手伝いをしたい。そういう医療でありたい」という理念を持ち、良い先生に出会えた喜びで涙が出たそうである。ヨーガ療法のねらいの一つ、自分を

客観視できるようになったことで、予想外のことがおきても、心を落ちつけて対処できるようになったこと、信頼できる医師に出会えたことなどで、心の平静さを保つことが出来るようになり、改善の方向づけができたものと思われる。さらなる健康促進の可能性に向かって歩んでいかれることを願っている。

3 ヨーガ療法実習による子宮内膜症克服（症例）

現在、女性のライフスタイルは多様化し、非婚、晩婚、非産、少産等選択可能な時代が到来している。そうした現代の女性の健康においても、排卵・月経周期などの子宮のはたらきは生涯を通じて重要な役割を果たしている。例えば、月経周期の乱れは体調不良だけでなく、精神面の安定にも大きな影響を与える。本症例は25歳で子宮内膜症を発症した女性が、ヨーガ療法実習を通じて、子宮内膜症の克服へと至った経過を報告する。

【実習者】37歳、女性、151cm、47kg、エディトリアル・デザイナー

【主訴】月経周期不順、月経過多、鼻閉、鼻汁

【診断名】X年11月（25歳）A病院にて子宮内膜症、鉄欠乏症貧血と診断。X年12月B産婦人科にて子宮筋腫と診断。再度A病院にて子宮内膜症、鉄欠乏症貧血と診断。X+5年7月（30歳）C産婦人科にて子宮内膜症、鉄欠乏症貧血と診断。

【現病歴】高校を卒業後、エディトリアル・デザイナーとして働き始めるが、発病前から家庭の問題や自分の将来についての不安や悩みがあり、更に仕事も忙しく、時間に追われる毎日で心身共にストレスを解放できなかった。体の調子も悪く、生理も不安定でイライラした気持ちが続き、ストレスがピークに達する。X年（25歳）にA病院にて子宮内膜症、鉄欠乏症貧血と診断された。漢方薬を服用し半年ぐらい通院するが症状に変化はなかった。X+5年（30歳）になり不正出血が止まらず、C産婦人科を受診した。止血のため、男性ホルモンの点鼻薬と鉄剤を服用した。点鼻薬は1、2回服用したが出血が止まらず、医師の説明にも不安を抱いた。鉄剤は暫く続けたが、その後も月経周期は不安定で経血量は多かった。X+12年（37歳）、母の他界をきっかけに乱れた心身のバランスを整えたいと思い、市内のヨーガ教室に通い始めヨーガ療法に出合った。

【生育・生活歴】家族構成1人暮らし。高校を卒業後、エディトリアル・デザイナーとして出版社に勤務する。

【ヨーガ療法歴】X+12年（37歳）よりX+22年（47歳）の10年間ヨーガ教室（指導者自宅）にて週1回90分のヨーガ療法を実習した。〈指導内容〉スークシュマ・ヴィヤヤーマ、ブリージング・エクササイズ、ラウジング・エクササイズ、各種ヨーガ・アーサナ、サイクリック・メディテーション。実習後の食事付であった。

【症状の変化】X+13年（38歳）ヨーガ療法実習を始めて半年〜1年、月経の周期、経血量も安定した。X+17年（42歳）、D病院にて子宮内膜症の検査を受けた結果、子宮内膜症はないとの診断を受けた。現在もガンを含めた検診を継続中である。

【本人の語りに基づく現状報告】ヨーガ療法実

習を始めた頃は、仕事は忙しく残業が続き、通いづらい環境でした。ヨーガ療法実習の最中も頭の中では仕事のことが離れないこともありました。先生や教室の明るく家庭的な雰囲気に気持ちが癒され、忙しくイライラしていたのが精神的に落ちついてきました。また、ヨーガ療法実習をはじめて半年から1年ほどで、月経周期は整い、量も落ち着いてきました。5年後の検査では子宮内膜症はないと診断を受けました。ヨーガ療法の実習はホルモンバランスや精神的安定にも効果があるように感じます。更年期を迎えて、今後もヨーガを継続することで心身の不調を克服しようと思います。

〈考察〉半年から1年のヨーガ療法実習を通じて、12年間続いていた本実習者の月経周期の乱れ、経血量は安定した。さらにヨーガ療法実習開始から5年後の検診では、子宮内膜症はないと診断された。これは、ヨーガ療法のアーサナや呼吸法を実習することで、ホルモン・バランスの乱れを整え、月経の安定につながったという肉体面での効果が得られた可能性が考えられる。本実習者がヨーガ療法実習を行うきっかけは、母の他界による心身の不調であった。ヨーガ療法指導者の明るく家庭的な雰囲気は、不安定だった本実習者の心身の安定に役立ったと考えられる。現在、指導者と本実習者は10年間のヨーガ指導を通じて家族のような関係であり、互いの信頼も厚い。今回の症例においては、ヨーガ療法士の人柄は心休まる環境を作り出し、肉体面、精神面の安定に大きく寄与したと思われる。

4 パーキンソン病に対するヨーガ療法（指導報告）

　パーキンソン病とは、振戦（安静時、指が震えて物をつかむような動き）、筋強剛（筋肉が硬くなり動きが悪い）、無動（自発的な動きがなくなる）等の症状がみられる神経難病の一つである。精神症状としては、うつ病が合併しやすく、幻覚、妄想が出やすいことがある（抗パーキンソン薬の副作用による時もある）。痴呆症状も出るときがある。中脳にある黒質の働きが悪くなり、ドパミン分泌不足となって体の動きが円滑に行われなくなる病気であると言われている。

【実習者】62歳、女性、主婦兼家業（自動車・バイク販売修理業）手伝い

【主訴】筋強剛、無動

【診断名】パーキンソン病。A市B病院でX年6月（62歳）診断される。

【現病歴】本実習者の三女は本指導者の教室の生徒である。三女から相談を受け、ヨーガ療法の実習を始めることになった。X＋7年（69歳）娘にプールに連れて行ってもらい、水中歩行をしたら体が軽く感じられたので、しばらく続けていた。しかしプールで転倒し、やめてしまった。X＋8年（70歳）動けなくなる事が多くなり、一日動けない日もあるようになった。食後薬（セレギリン錠、アマンタジン錠、プラミペキソール錠）を飲んでも、1時間経つとゼンマイが切れたように動かなくなり、一日4回までの緊急用の薬（レボドパカルビドパ水和物）を飲むようになった。以前から比べると薬は倍量になる。左手の震えは前記の薬で止まった。

【生育・生活歴】電気店の長女として生まれる。

父親の選んだ夫と結婚。夫とともに小さな修理販売店で働き、店舗を大きくしていった。娘三人を授かる。次女が中学三年の時義父の介護が必要となり、義父母を引き取る。昼間は家業と家事、夜は入院中の義父の付添、受験を控えた次女に何もしてあげられないという思いで、心身ともに苦しい時期だった。義父を6年介護して看取った後、3年後義母を見送った。義母が亡くなったのは、長女が大学に入学、次女が就職したのと同時期だった。肩の荷が下りたのもつかの間で、その後体調が崩れるようになった。病気になって症状が悪化してからは、県外で働いていた三女を呼び寄せ、家事と家業の手伝いに毎日来てもらっている。

【ヨーガ療法歴】X＋11年（73歳）2月実習開始。月に2,3回実習者宅にて。〈実習内容〉ブリージング・エクササイズ、スークシュマ・ヴィヤヤーマ、簡単なアーサナ、呼吸法（当日実習したものを毎日自宅にて続けてもらう）

【症状の変化】（開始時X＋11年2月）下半身、特に左足の緊張が強い。左足だけ足首を回そうとしても回らない。簡単そうな動きでも体が止まってしまうことがある。午後は体が止まることが多いので、午前中にヨーガ療法実習を行うようにした。（途中経過X＋11年4月）近所の人やお客さんから治ったか、と聞かれるほど元気になる。しかし、かえって動き過ぎがエスカレートし、又体を動かし難くなった。左足首は回るようになった。

〈1日の薬物量〉セレギリン錠2.5mg朝2錠昼1錠、アマンタジン錠朝昼晩1錠、プラミペキソール錠朝昼晩2錠。症状がきつい時、レボドパカルビドパ水和物100mg半粒ずつ1日4回まで飲んでよい。日常3回飲んでいる。服用回数は変わらないが、以前は症状が改善するのに時間がかかったが、今は5分程で効くという。

【本人の語りに基づく現状報告】実習後は、とても気持ち良く1日寝た後より体が軽かった。その後元気な日が多くなりお医者様も驚いていました。もともとじっとしていられない性分で、張り切って動けるうちにやっておこうとして、又体にストップがかかってしまいました。体が全く動かなくなると、気持ちも混乱してしまいます。呼吸法をやりだしたら、体が動く時も動かない時も焦らなくなりました。今までいつも焦っていたことがわかりました。以前は、いずれ車椅子の生活になると思っていました。今は、これからの希望が持てるようになりました。たとえ治らなくてもなんとか付き合っていける気がします。実習前、病院より勧められていた新薬も飲まずに済んでいます。

〈考察〉本実習者はとても働き者で、いつも何かしているという人である。近所の人にも「いつも走っているね」と言われるそうである。肉体だけではないパーキンソン病罹患者への対応可能性を示してくれる事例であると思う。本実習者は自己の心身制御の重要性について、頭でわかっていても日常に反映されていない状態であったようであるが、呼吸法を続けて実習してもらうことで心の働くスピードがゆっくりになってきたようである。当初簡単な計算もしづらい、思い出しにくい、実習の時体が動かなくなるといったことがあり、呼吸法も3種類のみであった。各種の呼吸法を実習することで、心身制御の力がついたように思われる。

5　テクノストレス症候群様の症状に対するヨーガ療法（指導報告）

　現代に特有のワープロやコンピュータなどでの作業は、長時間おこない続けると、肩こりや眼精疲労、偏頭痛などのさまざまな身体症状が表れることがある。本症例では、会社員としてコンピュータ作業の多い職種に数年間勤務し、慢性的な肩こりや疲れ目、疲労による免疫力の減退など、テクノストレス症候群様の症状を訴える人にヨーガ療法の指導をおこない、症状が改善傾向にある症例を報告する。

【実習者】35歳、女性、事務職
【主訴】肩こり、眼精疲労
【現病歴】・X－4年（31歳）サービス職から現在の職に転職して以降、仕事上、また日常においても、コンピュータの画面と向き合う時間が多くなり、テクノストレス症候群様の肩こりや眼精疲労が表れた
・X年（35歳）に肺炎を発症した際、体力、免疫力の低下を実感した
・これまで健康の改善には、主に西洋医学やサプリメントに頼っていたが、ヨーガによる免疫力、自己治癒力の向上に期待し、同年にヨーガ療法の実習を試みた
【ヨーガ療法歴】X年9月　1回目（約2時間／1回）実習内容：誓い、プラナヴァ・マントラ、完全呼吸法、サイクリック・メディテーション、ヨーガ療法のためのアーサナ（6～7種）、プラーナーヤーマ（カパラ・バーティ、ウジャイーなど）、ヨーガ心理療法としての瞑想、自習プログラムの提案
　X年12月～　勤務中の休憩時間に、週4回（10分／1回）程度　実習内容：（腹式呼吸法）アイ・エクササイズ　タイプ1、4および5　フォローアップ（復習・確認・補足）（1回）

【本人の語りに基づく現状報告】とにかく、1回目に参加したときに頭がとてもスッキリしたので、できれば毎日でも続けてやりたいと思いました。とてもせっかちな私は、買い物のレジ待ちでイライラすることがよくあったのですが、そんな私でも、近頃、長く吐く腹式呼吸や自分自身の客観視を意識することで心を落ち着かせることができました。せっかちなのが、ましになります。アイ・エクササイズは、はじめのうち2～3回は実習後に違和感（頭痛に繋がるような痛み）がありましたが、今ではやった後は快調で、やらなかった時との違いを感じています。

〈考察〉本実習者は、肯定的な感想を次々と語っておられた。当初から率先した態度でヨーガ療法実習を前向きに受け取っていたことが功を奏したものと考えられる。『頭がとてもスッキリした』のは、ヨーガ療法の実習で身体の緊張感が取れて、リラックスできたことが考えられる。アイ・エクササイズの効果も実感されているようだ。総じて、体の実際の疲れを忘れて画面を見る日々を続ける本症例には、現在のところヨーガ療法実習における呼吸と肉体の動きの意識化によるリラックス効果があったと考えられる。今後経過をみて、ヨーガ・カウンセリングの導入も視野に入れたい。

知的・宗教的自己制御不能とヨーガ療法

1 新生児死を経験した母親へのヨーガ療法（指導報告）

　妊娠・出産は女性にとって、そして家族にとって本来幸せなライフ・イベントである。厚生労働省の人口動態統計の年次推移によると、出産に対する死産率は年々下がっており、医療の進歩によって助けられる命が増えているものと推測される。しかしその一方で、流産や死産、新生児死といった悲しみを経験する女性がいるのも確かであり、心のケアを必要としている女性も多いのではないだろうか。家族や周囲によるサポートはもちろん重要であるが、人の心の在り方は最終的には自分自身に委ねられる。意識化により感情のコントロールを可能にするヨーガ療法は、まさに自分自身で様々な感情を乗り越えて健やかな心を実現する方法として有効であると思われる。今回、先天異常による新生児死を経験した母親へヨーガ療法を指導した例を報告する。

【実習者】40歳、女性、158cm、50.5kg、事務職派遣

【主訴】孤独感、喪失感、本当は知人・友人に会いたくない気持ち

【現病歴】本実習者は、第二子を望みながらもなかなか恵まれず、ようやくX－1年2月に第二子を妊娠する。（X年3月よりヨーガ療法実習を開始／40歳）妊娠8ヶ月目の検診で異常が発覚し、入院。二日目に胎児の心拍数が突然下がり緊急に帝王切開にて出産したが、染色体の異常により同年9月、生後二日目に亡くなった。長女への心の傷を心配し、以前と同じ自分・生活に戻らなければという一心で、1ヶ月後には転職して気分転換をはかり、家族を含め、人前ではその悲しみを見せないようにしながらも、このような不幸がなぜ自分に起こったのか自問自答しながら、子どもを亡くした悲しみを自分の中で消化しきれずにいた。

【生育・生活歴】父65歳、母63歳、弟37歳、夫46歳、長女5歳、長男：死亡。優しい夫と元気一杯に成長している長女がいて、念願だった仕事への復帰を果たし、本実習者は、忙しくも充実した毎日を送っていた。3人兄弟である夫の兄や姉には子供が3人ずつおり、本実習者の弟にも2人の子供がいる。少子化と言われながらも長女の通う保育園でも兄弟のいる子が多く目立ち、本実習者の長女も弟妹を強く望むようになっていた。38歳で卵巣嚢腫のために入院した病院の主治医にも、子供を望むなら急いだほうが良いと言われ、本実習者は40歳を目前に、大学病院の不妊外来へ通い始めた。

【ヨーガ療法歴】X－4年からX年（40歳）まで一般のヨーガを週一回120分間実習。X年3月より週一回120分間ヨーガ療法を実習。〈実習内容〉呼吸法、ヨーガ療法の為のアーサナ、リラクゼーション法

【症状の変化】第二子が死亡してから7ヶ月後に行った最初の健康自己判定調査（X年4月）では健康状態が「良」であったのに対し、半年後の調査では「良好」に変化し、以後「良好」

状態を保っている。特に「B：感情の健やか度」と「D：自己存在の健やか度」の変化が著しく、自己の内面に大きな変化が現れていると言えるであろう。

【本人の語りに基づく現状報告】亡くなった長男のことは今でも残念に思い、一人になると涙がでることもありますが、誰かを恨んだり、悔やんだりすることがなくなり、マイナスな出来事としてではなく、事実として冷静に受け止められるようになりました。早い時期に乗り越えられたのは、ヨーガ療法実習で自分自身の心の状態を客観的に観察できた為だと思います。辛い体験でしたが、人は誰しも大なり小なりの悲しみを背負って生きているのかもしれないと思うようになり、以前よりも優しい気持ちで人と接することができるようになったと思います。

〈考察〉ヨーガ療法の実習を開始してから行った4回の健康自己判定表では、第一回目と半年後の第二回目での変化が著しい。4つの項目全てにおいてポイントがアップしており、特に注目したいのは、感情の健やか度が8ポイントアップ、自己存在の健やか度についても9ポイントアップしている。第一回目は本実習者がX−1年9月に第二子を亡くしてから7ヶ月後であり、第二回目は、1年1ヶ月後のことである。本来は幸せであるはずの出産が残念な結果となった本実習者の悲しみは計り知れない。時間の経過と共に本実習者の悲しみが癒されてきたとも考えられるが、実習者本人の語りにもあるように、自分自身の心の状態を客観的に受け止められるようになったのは、上記の健康自己調査の結果から、ヨーガ療法実習による自己意識化が大きく影響したものと推測される。これからも第二子を亡くしたという事実が消えることはないが、この意識化から感情のコントロールが可能となり、健やかな心を維持することで、母として妻として今後も家族を支えて欲しいとヨーガ療法士は願う。

2 虐待によるトラウマに対するヨーガ療法（指導報告）

近年、少子化や家族崩壊といった社会現象から子どもへの虐待のニュースが目立つようになり大きな社会問題になっている。虐待は、子どもの健やかな成長・発達を損ない、子どもの人権を侵害する深刻な問題である。本症例は両親から身体的・精神的に虐待を受け、心に深い傷を負った女性に対してヨーガ療法がどのように働きかけが出来たのか、その経過と現状を報告したいと思う。

【実習者】40歳、女性、154cm、42kg、主婦、夫と2人暮らし
【主訴】父親の虐待におけるトラウマ、慢性便秘
【現病歴】X−10年（30歳）に結婚して数年経った頃から、幼い頃に受けた虐待のトラウマからか夫のささいな言動に過剰に反応して、激しく怒ったり泣いたりしてしまう事が起こる。夫がふと手を上にあげる仕草で、恐怖が蘇り身体がぎゅっと縮こまり、大泣きしてどうしようもなくなったり、夫が座っている自分の横を通り過ぎる際、耳元に化繊の衣類のふれあう小さな音が聞こえた途端に耳が痛くなり、また絶望感と共に号泣してしまう事などが起こる。このように、ふとしたきっかけで訳も分からず、わき上がって来る感情があり、このままでは夫に迷

惑をかけると思い、それを克服するべくX－5年(35歳)からヒプノセラピー（退行催眠療法）を始め、5～6回の施術を受ける。小さい頃の辛かった記憶に少しずつ向き合う事となっていく。X－4年(36歳)よりスポーツクラブで一般のヨーガ実習を始め、本格的に習う為、X－2年(38歳)よりヨーガ療法を指導するヨガ・スタジオにて週に一度のヨーガ療法レッスンを受ける。

【生育・生活歴】両親が離婚する10歳まで、妹と4人家族。離婚後は母方の祖母と4人で暮らす。10歳位までの記憶がぽっかりと抜け、離婚前の父親との生活の記憶は罵声や暴力のことだけ。酒を飲んでは母や自分に対して暴力を振るったり食卓を荒らしたりする事が多かった。母親からも出来が悪いと言葉の暴力を受けており、妹は可愛がり守るが自分の事は父親から守ってはくれなかった。自分は悪い子だという罪悪感を常に持ち、かなり無口で大人しく、無気力な子どもだったように思う。唯一の救いは祖母にとても大事にされ、理解者と居場所を持てたように感じた事である。高校入学時より無気力な自分を変えようと明るく前向きに振舞って無理をしていた。その後20代は販売や接客業を中心にフリーターのような生活を送りながら色々な所へ旅をしたり、絵や染色の勉強をしたりと、仕事よりも自分探しのようなことを続けていた。X－10年(30歳)結婚し夫の理解、安心する生活を得て、過去に起きた問題と少しずつ向き合うことになっていった。

【ヨーガ療法歴】X－2年(38歳)より、週一回、ヨーガ療法指導するヨガスタジオへ通う。90分のクラス。X年(40歳)5月～同年10月の間で、アウン瞑想法、サイクリック・メディテーションを実習した。〈指導内容〉ブリージング・エクササイズ、スークシュマ・ヴィヤヤーマ、ヨーガ療法のためのアーサナ、呼吸法(カパラバーディ、ナーディシュッディ、セクショナル・ブリージング)、シャバアーサナ、アウン瞑想法(月に1回X年3月～10月)、サイクリック・メディテーション、ヨーガ・カウンセリング(面接やメール)

【本人の語りによる現状報告】ヨーガを始めた時は元々身体を動かす事が得意でなく、非常に身体も硬かった為、思うように動けなかった。小さい頃何かをしてうまく出来なかったり、失敗すると怒鳴られてきた記憶しかないので、すぐに失敗する、叱られる、怒鳴られるのではと、つい心のどこかで自分にブレーキをかける癖があった。ヨーガの最中も先々のことで頭の中が一杯になってしまい、身体の感覚を感じたり集中する事が出来ずにいたのが、少しずつ身体の外側や内側の感覚などを味わう事が出来てきた。継続していくうちに身体を動かす事が楽しくなり、身体が教えてくれる事があるのだという事を感じる。リラクゼーションではゆったりと漂う感覚を味わえるようになる。ヨーガ療法士に話を聞いてもらう事で、小さい時の事を初めて客観的な場所に置き、自分が今居るという奇跡的な命のつながりを改めて感じるようになった。そしてある日、父に対する感謝の想いが湧いてくることが起こり、自分でも驚いた。あんな辛い思い出しかない父親に対して感謝することもないだろう、許すだけでも大変だったじゃないかと自問自答したが、確かにはっきりと感情が浮かんできた事が実感としてあった。感謝する事で手放す事が出来たので、もう大丈夫だと自分でも安心する事が出来た。

〈考察〉本実習者はヨーガ療法の実習を始めた頃、身体に緊張が入りやすく、呼吸もうまく出来ず、どこかぎこちなく身体を動かしているように見えた。自分の身体に対する信頼が無く、どう扱って良いか分からないような状態だった。それが少しずつ身体に力強さを感じると同時に、伸び伸びとした様子が見えるようにもなり、心から安心してリラックス出来て楽しんでいるように変化をしていった。自分の体験を客観的にヨーガ療法士に話すことで、過去に受けた辛い体験から自分を切り離して考えられるようになっているようにも思われる。変えることの出来ない過去の思い出を、認知を変えて受け入れる事で、父親に対する感謝の気持ちが出てきたという事は本当に素晴らしい事で、まさにヨーガの智慧でもある「目の前の事にＯＫ」を出す事の実践が出来ているようにも思う。

3 うつ病とアトピー性皮膚炎に対するヨーガ療法（報告）

　出産時の突然のアクシデントにより死の淵に立ち、子宮全摘にまで至った女性の心身へのストレスは想像を絶するものである。うつ病、アトピー性皮膚炎という形で現れた心の乱れをヨーガ療法によって克服していった症例を報告したい。
【実習者】32歳、女性、163cm、55kg、主婦
【主訴】うつ症状、不眠、皮膚のかゆみ・ただれ
【診断名】うつ病・不眠症とＡ病院にて診断される。（Ｘ－２年４ヶ月・32歳）
【現病歴】31歳第２子出産時、胎盤剝離のため多量出血、播種性血管内凝固（DIC）、輸血、子宮全摘に至る。その後不眠・うつ（パロキセチン塩酸塩・酒石酸ゾルピデム）・帯状疱疹33歳虫垂炎・アトピー性皮膚炎の悪化（顔面・頭皮）
【生活歴】夫（36歳）長女（6歳）長男（1歳）。2人姉弟の長女として生まれ、両親・祖父母と暮らす。祖父が法曹関係者という職業柄、厳しい家庭で家に安らげる空間はなく、その環境から弟は色々問題を起こし、小４の時に祖父母と別居。父（公務員）母（保健師）の仕事のため「カギっ子」になり、その年から本実習者にも弟にも喘息が出はじめる。その後成長につれて喘息の発作の回数は減るが、高校卒業までは、よく腹痛をおこしていた。就職後、居住区で起きた大震災の時、自宅が半壊、本実習者もむちうちで首が動かなくなるが、医療機関に受診できず、自宅で処置する他なかった。24歳で結婚・26歳で長女出産・27才で夫の両親と同居・復職。疲労とストレスから震災で痛めた首が動かなくなり入院。2年10ヶ月の同居生活もうまくいかず、30歳で別居・退職。4ヶ月後に妊娠。31歳男児出産・胎盤剝離のため出血多量で子宮全摘。
【ヨーガ療法歴】Ｘ年（34歳）より２年間週１回２時間コミュニティセンターのヨーガ教室にてヨーガ療法実習。ブリージング・エクササイズ、ラウジング・エクササイズ、スークシュマ・ヴィヤヤーマ、各種アーサナ、IRT、DRT、SMET、PET、プラーナーヤーマ、ヨーガ心理療法としての瞑想など。実習終了後、お茶を飲みながらのヨーガ・カウンセリング。
【症状の変化】第２子の出産時、分娩台上で胎盤剝離をおこし、出血性ショックのため救急で

A総合病院に転送される。出血が止まらず、命を助けるために子宮全摘。処置中、医師や看護師の声も全て聞こえているのに目を開けたり、手を握るなどの反応ができない。血圧が低すぎて麻酔がかけられず、そのまま切開される（直後に麻酔）。麻酔から覚める時に声が出せない、眼球が動かせない、呼吸ができず意識を失う。ICUの雰囲気などの経験から「死」を恐れるようになり、不眠に陥る。退院後、子どもと自分との命への感謝もあったが、医療ミスへの疑惑、子宮の喪失感などの感情がわきだし、食事も取れず、体調も悪く、泣いてばかりの日々を過ごす。X-2年、産後4ヶ月で一般のヨーガ実習を始める。うつ状態で人に会うのが億劫、時間に合わせられない等からヨーガ教室も休みがちであったが、2年間で少しずつ、出席できるようになり、食事も摂れるようになってきた。産後2年、虫垂炎で入院・手術。その後一気にアトピーが全身、特に顔面・頭皮に出始める。その頃から薬に頼るだけでなく、自然の力で回復する大切さを考え始め、自分でもアロマやレイキの勉強を始める。X年からヨーガ療法指導を教室で受けるようになり、次第に時間も合わせられるようになり、ヨーガ教室を欠席しなくなる。X+1年酒石酸ゾルピデム服用中止。（パロキセチン塩酸塩は母乳のため産後20日で服用中止）ヨーガ療法実習での呼吸を意識する事、自分に向きあう事、ヨーガの智慧を知る事などから、心が非常に安定し始め、アトピー症状が改善される。生活のリズムが変わると、それに合わせられずヨーガ教室も必ず休んでいたが、何があってもあせらず、落ち着いて行動できるようになった。

【本人の語りに基づく現状報告】友人が出産するだけで動揺し、眠れなかった自分が、人様の子どもを出産時に預かっているなんて5年前には考えられなかった事です。人の助けなしでは生きていけなかった自分が、人のためにお役にたてるとは思ってもみませんでした。ここまで支えてくれた家族・友人・教室の皆さん、全ての方々に感謝です。ヨーガ療法に出会えて良かった。こんな自分になれるなんて本当に考えられなかったので、今日のヨーガ教室の始まりの時に感謝の涙が出てきました。

〈考察〉4年前に出会った本実習者は、真面目でキチンとしなければとの思いが強く、頑張ってしまうタイプに見え、身も心も本当に辛そうだった。生死をさまようほどの強いストレスを受けて、全身から悲鳴が聞こえてきそうな状態であった。医師を疑い、自分を責め、もがき苦しみ、常に体に良いと思われるものに救いを求めているのが、戦っているようにすら見えた。外へ外へと"不幸の原因""幸せの源"を求めている状態であった。ヨーガ療法を実習していくうちに、呼吸を通して自分への意識化、そしてまわりへの意識化範囲のひろがり、調和、感謝等、多くの気づきを得たようである。時間はかかったものの次第に出産時のアクシデント、医師への不信、子宮の喪失感も全て受け入れ、心が穏やかに、冷静になってくるのがわかった。同時に皮膚の状態がとても良くなり、筆者もあらためて心から体へ働きかけていく意識化の力を実感した。出会った時は自信も喪失し神経質な感じにも見受けられたが、X+2年YG性格検査ではD型と判定された。本実習者が活動的、積極的、調和がとれた安定した性格へと

変容していった事に本実習者も筆者も驚いている。ヨーガ療法を通して自己存在をありのままに肯定する宗教的／スピリッチュアルな健康にまで至り、健やかさを取り戻した喜びは、今後も本実習者の大きな自信となっていくと思う。改めて、ヨーガ療法実習の効果を筆者が実感した症例であった。

4 パニック障害に対してのヨーガ療法（実施報告）

　パニック障害は、ある日突然、激しい動悸、息苦しさ、めまいや冷や汗、呼吸困難といったパニック発作が起こり、凄い恐怖に襲われる症状である。本症例では、ヨーガ療法実習で得た気づきにより症状が改善された症例を報告する。

【実習者】33歳、女性、170cm、52kg、無職
【主訴】パニック発作、不眠、胃痛、手足の冷え
【診断名】Ｘ年6月（32歳）パニック障害とＡ心療内科で診断される。
【現病歴】Ｘ－2年5月（30歳）、12年間働いた会社を辞める。その1，2ヶ月前から、電車に乗ると気分が悪くなったり、のぼせたりするようになり、途中下車をして歩いて帰ることもあったが、退職後、体調が良くなってきたので、Ｘ－2年11月に薬の卸をしている会社の物流倉庫で派遣社員として働き始める。Ｘ－1年11月姉が神経症になり、母、義兄、自分で看病する生活が始まる。一時、姉の調子が良くなり通常の生活に戻ったが、Ｘ年3月に調子が悪くなり、うつ病と診断され、再び家族での看病が始まる。その頃、職場で辞めていく人が多くなり、今まで以外の業務もこなすようになる。おっとりとした性格のためか、なかなか新しい仕事を覚えられずストレスとなり、胃が痛むようになり近所のＢ病院へ通院。その頃から、人ごみの中に行くと、体がふわふわと浮いたように感じるとか、軽い眩暈や動悸、息苦しさを感じるようになる。Ｘ年6月仕事に行く電車の中で、突然、今までに経験したことのない激しい動悸が起こり、耳は聞こえにくく、息も苦しくなり、体が硬直してきた。どうしよう、どうしようと思って焦った時、以前、耳にした、呼吸によって自律神経を整えることができるということを思い出して、必死で呼吸を整えたところ落ち着いて会社に着くことができた。次の日、Ａ心療内科で「パニック障害」と診断される。それ以降、電車に乗るとパニック状態になるのではないかと思い、恐怖で電車に乗れなくなり、仕事は自転車で通うようにした。また、1人で買い物や外食も出来なくなった。Ｘ＋1年1月自分のやりたいことをしたいのと、体を休めたいのとで派遣の仕事を辞める。

【生育・生活歴】子供のころから性格はおっとりとして、運動が苦手で、心配性で、自分に自信がなかった。ところが、頑固なところがあり、こうと思ったら人の意見は聞き入れなかったそうである。高校卒業後、12年間キーパンチ・オペレーターの仕事に就く。退職後、半年間アロマセラピーの学校へ通う。Ｘ－3年より、派遣社員として薬の卸の会社で、全国の病院や薬局への発送業務を行う。Ｘ＋1年1月に派遣の仕事を辞める。Ｘ＋2年5月からリラクゼーションサロンで足裏マッサージのアルバイトを始める。

【ヨーガ療法歴】X＋1年4月よりX＋2年12月Cヨーガ教室で週1回90分〈ヨーガ療法指導内容〉ブリージング・エクササイズ、ヨーガ療法の為のアーサナ、各種リラクゼーション（I.R.T、Q.R.T、D.R.T）、呼吸法（完全呼吸法、カパラヴァティー、ナーディ・シュッディなど）、ヨーガ心理療法としての瞑想（5分間）、ヨーガ・カウンセリング（適宜）

【症状の変化】開始時は、パニック状態にならないかと常に不安を感じ、手足はとても冷えていた。教室でヨーガ療法士の先生に「頑張らないで」とか「自分のペースで」と言われているのに、ついポーズの形を頑張ってしまったという。自分のペースで良いと分かっていても一人だけ最後までポーズをやっていたら恥ずかしいと常に周りの目を気にしていたという。段々と、自分に集中して出来るようになってきた時、周りのことが気にならなくなっていき、とても深いリラックス状態を感じたという。〈服用薬〉アルプラゾラム0.4mg×3／日、緊急時用にエチゾラム0.5mg

【本人の語りに基づく現状報告】いつも教室で自分を意識するようにとか、自分を観るようにと言われて、そのことが少し理解できるようになってきた時、先生が「自分のペースで」と言われているのに、周りの人の目を気にしている自分に気がついた。また、バランスを取る不安定なポーズを取ったとき、先生が「出来ない」と思うとバランスを崩すけれど、2、3m先のどこか一点に集中してみると、案外バランスが取れますよと言われたのでやってみると本当に安定した。そういえば、「パニック状態になるかも、なるかも・・・」と思っていると本当にパニック状態になっていたことに気がついた。それから「パニック状態になるかも・・」という思いが出てきても「大丈夫、大丈夫」と自分に言い聞かせ、意識をそこから離してやると落ち着くことが分かってきた。まだ、お守り代わりに緊急時の薬は持ち歩いているが、電車にも乗れるようになってきた。医師から薬も服用しなくて良いと言われ、手足の冷えも、胃の痛みも良くなった。

〈考察〉本実習者の性格的な傾向と、姉の看病、仕事のことで、ストレスが重なったことがパニック障害の発症に大きく影響したと推測される。しかし、自分を観ることで自分の心の状態をコントロールできるようになり、自分で発作を回避することができるようになったのではないかと思われる。

まとめ

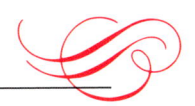

　私たちはここに、本邦で初めてのヨーガ療法を紹介する書を著しました。

　ヨーガの本場インドではヨーガ療法は各地の大学病院等でヨーガ療法士が内科の医師等と協力して患者さん達の健康促進に寄与しています。また、一般の人々の病気予防や健康促進の為にも活用されています。

　ひるがえって私たち日本においては、一般のヨーガ教室が全国で開かれてはいますが、そこでの指導者達が医学や心理学をしっかり学んだ上でヨーガ指導しているわけではありません。しかし、世界的な傾向として日本など工業化された先進諸国ではヨーガ教室に各種の疾患を抱えた人々が健康増進の目的意識を持ってやってきています。ですから、こうした健康指向の人々を教え導くヨーガ療法士が広く世界的に求められてきています。

　我が国でもこうした社会情勢を踏まえて2003年に日本ヨーガ療法学会が設立され、インドのカルナカタ州バンガロール市にあってインド中央政府人的資源管理省（Ministry of Human Resource Development）から認可されたヨーガの大学院大学まで持つスワミ・ヴィヴェーカナンダ・ヨーガ研究財団（sVYASA）が主催する、ヨーガ教師とヨーガ療法士を養成する3年間の講座を修了した人々を、一般社団法人日本ヨーガ療法学会がヨーガ療法士として認定する制度を施行して来ています。

　本書に書かれた内容のヨーガ療法は我が国の全国各地で日々、学会認定ヨーガ療法士が指導にあたっています。また、毎年開催される日本ヨーガ療法学会の研究総会でも毎年200～300題の症例報告がなされています。さらに、最新の遺伝子関連の免疫学的研究もヨーガ療法に関して私たちは実施しています。

　ヨーガ療法の医学／心理学関連の研究報告は、一般社団法人日本ヨーガ療法学会発行の学術誌「ヨーガ療法研究」と「ヨーガ療法通信」や、毎年の研究総会時に発行される「学会発表抄録集」をご覧下さい。

　もとよりヨーガ療法は伝統的ヨーガの応用編として現代社会に適用されてきた分野です。このヨーガ療法を学び指導する者たちはまた、伝統的ヨーガであるラージャ・ヨーガを初め、ギヤーナ・ヨーガ、バクティ・ヨーガ、カルマ・ヨーガといったヨーガの諸部門を修行し続けています。毎年インドのヒマラヤや中国チベット自治区内の修行場でのラージャ・ヨーガ集中修行会にも多数のヨーガ療法関係者が参加しています。こうして我が国のヨーガ療法士たちは、伝統と応用の両部門のヨーガを深く学んだ真のヨーガ専門家になっているのです。

　既に解説しましたように、ヨーガ療法は決して肉体の病を治すことを目的にしたものではありません。伝統的ヨーガ行法そのものが、この世に誕生した私たちを全人的に健康にさせることを目的にしているのです。その人間教育内容

を聖師シャンカラ大師はその著になる「ヨーガ・スートラ解説」の第1章2節解説部分に以下のように記しています。

　まず、ヨーガの目的である。医学を例にとって分かりやすく解説を試みたい。伝統的な医学書（訳注：内科の医書たるチャラカ本集）では四つの項目を挙げて医学を説明している。即ち、(1)病気の診断、(2)病気の原因、(3)完全な健康な状態、(4)治療法。医学では更に、これらの事を処方の仕方とその定義とで、説明している。この方法はヨーガについても、応用できる。ヨーガ・スートラ、第2章15節には次のように記されている。「事象の転変（訳注：この世の生々流転）と不安と残存印象（訳注：記憶）とからは苦悩が生じ、同じく三種の徳性（訳注：善性・動性・暗性）と心理作用双方の働きが相反する故に、識別の智慧を得た者（訳注：識別智を持った智者）にとっては、この世のすべては苦しみなのである」この記述は、先の一番目の病気の診断に該当する。
　ヨーガに関して先の医学の分類と同様に四組の説明をするとすれば、以下のようになる。
(1) 克服すべき事（病気）とは、苦悩に満ちた輪廻転生（サムサーラ）である（訳注：この世に誕生したこと自体が無智さという病気に罹患しているとの意味）。
(2) その原因とは、無智（アヴィドゥヤー）に起因する「観るもの」と「観られるもの」との混同である（訳注：「観るもの」とは私たちの純粋意識、「観られるもの」とは私たちの肉体・呼吸・心理作用・記憶作用のすべて。これらを「観る」意識作用と分離しておくことがヨーガの修行になるという意味である）。
(3) その苦悩からの解放とは、それら両者が別のものであると知る不動（アヴィプラヴァ）の絶対的な智慧である（訳注：人間五蔵を常時客観視することが解脱への道との意味である）。
(4) その識別智（ヴィヴェカキャーティー）が現れると、無智が消え去る。そして無智が消え去れば、そこで観るものと観られるものとの混同が完全に無くなり、これが独存位（カイヴァルヤ／完全な解放）と呼ばれる解脱の境地なのである（訳注：伝統的ヨーガの目的とは俗世の諸事からの解放という自己存在の完全絶対視にあり、現代のヨーガ療法実習も同じ目的で指導されるので、ヨーガ療法は女性の出産時にマタニティ・ヨーガとしても、またこの世から去る時を待つホスピスでも活用されている全生涯にわたる健康促進法なのである）。
　この独存位（カイヴァルヤ）とは医学における完全な健康な状態に対応するものであり、これがヨーガの目的たる解脱なのである
（アディー・シャンカラ、ヨーガ・スートラ解説第1章2節）

　如何ですか。中世インドにおける医学とは勿論アーユルヴェーダ医学です。現代社会においても西洋医学の医学部と同数の医学部を擁するアーユルヴェーダ医学と、自らの伝統的ヨーガ修行の目的を重ねて解説するアディー（初代）シャンカラ大師のヨーガに対する客観的視点にも感服致します。現代の心身症や精神疾患に苦しむ人々にも、全人的健康促進法としてヨーガ療法が果たすことができる理論的根拠を理解していただけることと思います。
　ヨーガ療法とは「ゆりかご（マタニティ・ヨー

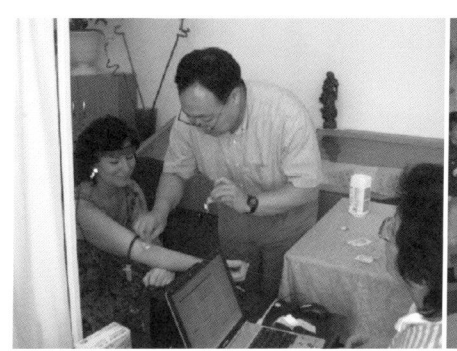

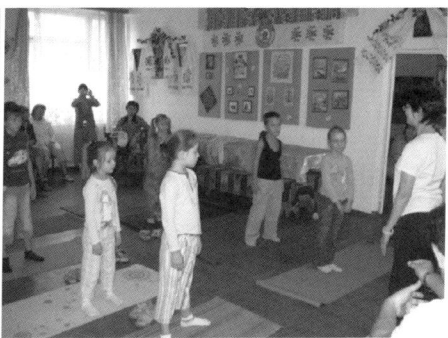

キエフ／チェルノブイリ被爆者（2世）の人々へのヨーガ療法指導支援　2010年8月

ガ）からホスピスまで」、人の一生に関われる健康促進法です。私たちはこのヨーガ療法実習で、元気にこの世に生まれ、この人生を元気に生き通し、そして元気にこの世を去って行ける智慧なのです。

　こうしたヨーガ療法独自の活動は近年、西洋医学以外の医学を重要視して東西の医学を統合しようとする統合医療促進の活動の中にも組み込まれるようになってきています。具体的には一般社団法人日本統合医療学会がヨーガ部会を設け、私たち一般社団法人日本ヨーガ療法学会が認定する学会認定ヨーガ療法士がこの日本統合医療学会のヨーガ専門部会を担って活動しております。こうした統合医療促進の活動は現在、厚生労働省内で従来分かれていた統合医療関連の部局を一元化して実施を検討するプロジェクト・チームが2010年2月より活動し始めています。当初は例えば保健医療の中に組み込まれていないヨーガ療法等の場合は、その有効性に関する検証がなされる予定になっていますが、従来世界中で研究がされてきているヨーガ療法の場合は、世界各地の医学研究機関で程度の高い研究論文が書かれており、私たち日本のヨーガ療法関係者もこうした従来の研究を基礎にして、国におけるヨーガ療法に関しての基礎医学／臨床医学研究をこれから進めて行く計画を既に実行に移しております。例えば、一般社団法人日本ヨーガ療法学会では国際ボランティアとして1986年4月26日にウクライナで起きた原子炉事故で被爆した人々への健康回復の為に日本人医師団と共にヨーガ療法士がヨーガ療法指導をキエフで行っています。我が国も第二次世界大戦末期に不幸にして放射能に被爆した人々がいるわけですが、その後ヨーガ療法を実習する機会を得て健康を維持している人々が多くいるのも私たちは良く知っているからです。また2011年3月に発生した東日本大震災で被災した東京電力福島第1原子力発電所での放射能漏れ事故も、世界中を震撼させた事件でした。医学や心理学に深く関わる専門分野でもあるヨーガ療法ですので、本書の読者の皆様もこのヨーガ療法を良く学ばれて、自分の健康は自分で守るべく健康長寿を実現させて頂きたいと思います。

あとがき

　我が国では初めてのヨーガ療法実習／指導の書を読者の皆様にお届け致しました。

　こうしたヨーガ療法の実践的な書を上梓できたのも、私がまだ20歳代の後半であった頃から、伝統的ラージャ・ヨーガをヒマラヤ山中で指導してくださったスワミ・ヨーゲシュワラナンダ大師様のお陰と感謝しております。また、M.V. ボーレ教授はじめ、私が初めてヨーガ療法を学んだインド・マハラシトラ州ロナワラ市のカイヴァルヤダーマ・ヨーガ研究所の諸先生方、またカルナカタ州バンガロール市にあるスワミ・ヴィヴェーカナンダ・ヨーガ研究財団(sVYASA)のナゲンドラ博士、ナガラートナ医師他、研究所諸氏に、また一般社団法人日本ヨーガ療法学会の顧問、元福島県立大学病院長の熊代永先生、九州大学病院長の久保千春先生、それに全国各地でヨーガ療法を指導し普及してくださっている学会認定ヨーガ療法士の皆様方にも感謝させていただきます。

　特に、その症例報告を本誌に転載させていただけた田中裕子氏（埼玉県）、谷樹里氏（千葉県）、森下早苗氏（石川県）、早川麗氏（富山県）、岸本正美氏（大阪府）、坂本淑子氏（大阪府）、古市佳也氏（兵庫県）、守田雅江氏（広島県）、山崎文氏（高知県）、倉田佳苗氏（福岡県）、磯貝由貴子氏（熊本県）、西洋一郎氏（京都府）これらの報告の協力者の皆様方にも改めて、感謝させていただきます。

　また、写真のモデルを務めてくださった足立みぎわさん（認定ヨーガ療法士会・鳥取）にも感謝させていただきます。

　本書を手に取られて皆様方が本書によって、インド五千年の智慧によって更に心豊かな日々を送れますようお祈りさせていただきます。

一般社団法人日本ヨーガ療法学会
理事長　木村　慧心

木村 慧心（きむら・けいしん）

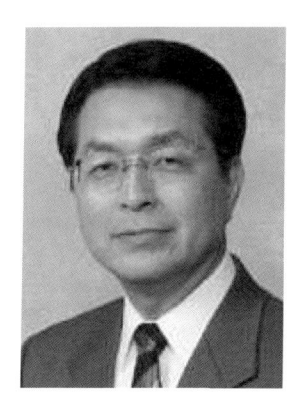

1947年群馬県前橋市生まれ。1969年東京教育大学理学部卒業。スワミ・ヨーゲンシヴァラナンダ大師より聖名（ギヤーナ・ヨーギ）を拝受して得度し、ラージャ・ヨーガ・アチャルヤ（阿闍梨）となり、ラージャ・ヨーガ指導を開始。現在、ヨーガや内観法をもとにヨーガ療法士養成講座等の研修会、講演活動等に従事。鳥取県米子市在住。
- 一般社団法人日本ヨーガ療法学会理事長
- 日本アーユルヴェーダ学会理事
- 日本ヨーガ・ニケタン代表
- 日本ヴィヴェーカナンダ・ヨーガ・ケンドラ代表
- 日本マタニティ・ヨーガ協会講師
- 一般社団法人日本統合医療学会代議員
- 米子内観研修所所長 等役職多数

実践　ヨーガ療法

発　　行	2011年6月20日
第　3　刷	2015年1月10日
著　　者	木村 慧心
発　行　者	吉田 初音
発　行　所	株式会社**ガイアブックス** 〒107-0052 東京都港区赤坂1-1-16 細川ビル TEL.03(3585)2214　FAX.03(3585)1090 http://www.gaiajapan.co.jp
印　刷　所	モリモト印刷株式会社

Copyright GAIABOOKS INC. JAPAN2015
ISBN978-4-88282-801-3 C2047

落丁本・乱丁本はお取り替えいたします。
本書を許可なく複製することは、かたくお断わりします。

ガイアブックスは
地球の自然環境を守ると同時に
心と体内の自然を保つべく
"ナチュラルライフ"を提唱していきます。

ガイアブックスの本

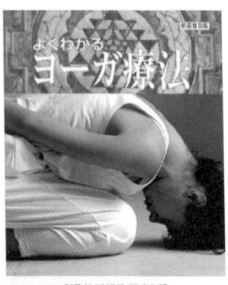

よくわかる ヨーガ療法
肉体と精神の健康を実現するヨーガ療法

R・ナガラートナ他 著
木村慧心 監修
本体価格 2,000円

呼吸をゆっくりとさせる、各種の筋肉をリラックスさせる、心の働きを静める、という3種類のヨーガ行法が病気治療に役立つ。豊富な写真やイラストでアーサナがよくわかる。

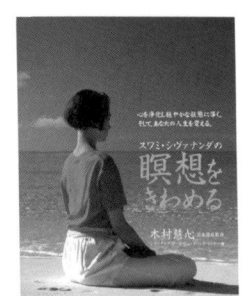

瞑想をきわめる
日々のストレス・疲労回復に、即効性のあるシンプルでわかりやすい

シヴァナンダ・ヨーガ・ヴェーダーンタ・センター 編・著
木村慧心 監修
本体価格 2,400円

瞑想の練習法を12段階に分けて解説し、瞑想を習慣化する方法を紹介。初心者から経験者まで全てのレベルに対応。心を浄化して穏やかな状態に導く、あなたの人生を変える一冊。

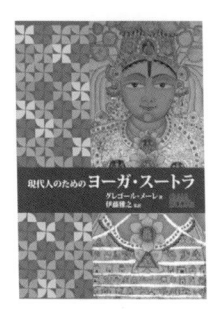

現代人のためのヨーガ・スートラ
パタンジャリ『ヨーガ・スートラ』の真の解釈

グレゴール・メーレ 著
伊藤雅之 監訳
本体価格 2,800円

難解と言われていたヨーガの古代聖典、パタンジャリの『ヨーガ・スートラ』を現代人向けに解明。著者自身の見解と監訳者伊藤雅之の解説も加えた価値ある一冊。

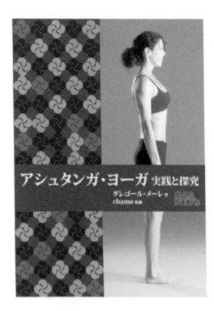

アシュタンガ・ヨーガ 実践と探究
アシュタンガ・ヨーガを理解するための実用的な手引書

グレゴール・メーレ 著
chama 監修
本体価格 2,800円

明解で正確な説明に加え、写真、解剖学に基づく身体構造の図、実用的なヒントのついた手引書。ヨーガ指導者や実践者にとって貴重な教本。